# 皮肤病

# 中医外治法及外用药的配制

## 第 3 版

张大萍　张作舟 ┃ 编著

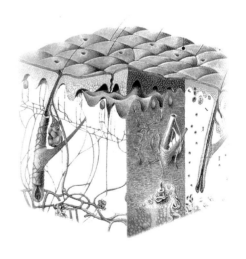

人民卫生出版社
·北 京·

**图书在版编目（CIP）数据**

皮肤病中医外治法及外用药的配制 / 张大萍，张作舟编著. — 3版. — 北京：人民卫生出版社，2022.5
ISBN 978-7-117-33049-7

Ⅰ. ①皮…　Ⅱ. ①张…　②张…　Ⅲ. ①皮肤病–外治法②皮肤病–外用药（中药）–制剂　Ⅳ. ①R275

中国版本图书馆 CIP 数据核字（2022）第 059856 号

| 人卫智网 | www.ipmph.com | 医学教育、学术、考试、健康，购书智慧智能综合服务平台 |
|---|---|---|
| 人卫官网 | www.pmph.com | 人卫官方资讯发布平台 |

## 皮肤病中医外治法及外用药的配制
Pifubing Zhongyi Waizhifa ji Waiyongyao de Peizhi
第 3 版

编　　著：张大萍　张作舟
出版发行：人民卫生出版社（中继线 010-59780011）
地　　址：北京市朝阳区潘家园南里 19 号
邮　　编：100021
E - mail：pmph @ pmph.com
购书热线：010-59787592　010-59787584　010-65264830
印　　刷：三河市尚艺印装有限公司
经　　销：新华书店
开　　本：710×1000　1/16　印张：17　插页：2
字　　数：221 千字
版　　次：2001 年 12 月第 1 版　2022 年 5 月第 3 版
印　　次：2022 年 5 月第 1 次印刷
标准书号：ISBN 978-7-117-33049-7
定　　价：50.00 元

打击盗版举报电话：010-59787491　E-mail：WQ @ pmph.com
质量问题联系电话：010-59787234　E-mail：zhiliang @ pmph.com
数字融合服务电话：4001118166　E-mail：zengzhi @ pmph.com

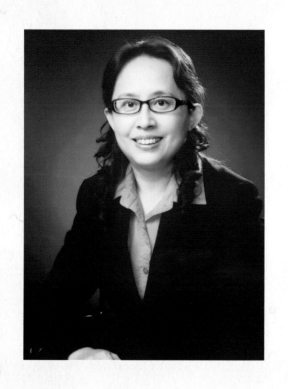

　　张大萍，首都医科大学副教授，从事教学30余年，九三学社社员。出身医学世家，深受父亲影响，自小阅读大量医学典籍，耳濡目染的家庭熏陶，使其对仁爱救人的"大医"感佩不已。退休后追随父亲的脚步，成为执业中医师，从事中医临床工作。

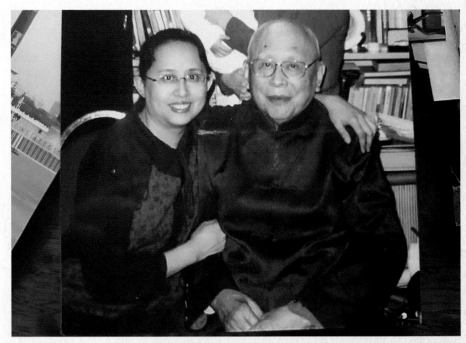

▲ 张大萍与父亲张作舟在一起

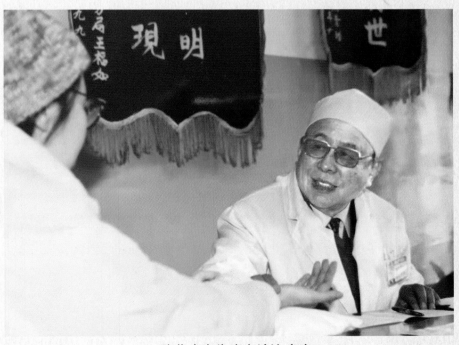

▲ 张作舟在为患者诊治疾病

# 我的父亲——张作舟

我有一个平凡而又伟大的父亲，一辈子只做了一件事——治病救人。

2010 年 10 月 20 日，父亲走完了自己 88 年的人生路程。父亲刚刚离开的时候，很长一段时间，我都无法从悲痛中走出来，不肯接受，更不愿意面对这个现实。后来，我慢慢醒悟，父亲曾经告诉我，在时间面前，人与人都是一样的，生老病死，是谁都无法抗拒的自然规律，唯有活着的时候，珍惜时间，多做些有意义的事情，才能不枉费此生。父亲走后，我觉得对老人家最好的回报，就是将他的医术传承下去，以造福更多的患者，这也一定是老人家最感欣慰的。

我是父亲最小的女儿，得到过父亲更多的疼爱和鼓励，父亲对我也寄予了无限的期望。在我很小的时候，父亲就教我背诵本草歌诀；在与父亲朝夕相处的过程中，我亲眼目睹了父亲用他那回春之妙手，让无数饱受病痛折磨的患者恢复健康，重新找回生活的勇气。父亲经常说：能为别人做点事情，是我最大的幸福！如今，当我帮助患者解除了病痛，听到他们由衷的赞誉，看到他们满意的笑容，对于价值感和成就感，有了更多的体验，也更能体会父亲所说的"幸福"。

作为张作舟的女儿，我有着得天独厚的条件，深谙其治病的主导思想，以及用药特点。耳濡目染的熏陶之下，我掌握了父亲独特的制药技术，能独立进行外用药的配制。特别是，父亲健在的时候，在医学院校教书的我，常利用课余时间伴随在他的左右，与他的学生们一道，帮助他抄方，聆听他对病证的分析，感受他对患者的亲善与关切。在父亲为患者诊治疾病的过程中，我最乐于做的事情，就是帮助他问诊，撰写病历，揣摩他辨证论治的思路，将其口授的方子记录下来。他是那么愿意把治病的经验和体会毫无保留地告诉我和在座的每一位学生，现在想想，那真是一段镂骨铭心、终生难忘的经历，父亲当时所说的每一句话，都那么弥足珍贵！在离开父亲 10 余年的日子里，我每天都在心里与父亲见面，有时候我还会在梦里，与老人家一起讨论患者的病情，研究治疗方案……

父亲从医 70 余年，从学徒开始，就一直没有停止过探索的脚步！勤奋、好学，孜孜以求，伴随了他的一生，"奉献"成为他一生的主旋律。13 岁师从名医哈锐川老师学习中医，在学徒期间繁重的配药劳作之余，他利用一切时间诵读医学典籍、本草歌诀，打下了坚实的基础；17 岁进入北平国医学院系统学习中医理论；20 岁正式取得中医师资格，开始在京城悬壶济世；在他 30 岁，已经是两个孩子父亲的时候，又考入北京大学医学院学习西医。系统的医学训练，使得他拥有良好的科学素养；物理、化学等科学知识，使他对传统外用药的配制水平有了极大的提升。

20 世纪 50 年代，由于国家对中医事业的重视，中医迎来了发展的春天！作为中医学徒出身，又有过西医系统训练的"中西医结合"的专业人士，我父亲来到北京中医医院，跟随中医皮外科泰斗赵炳南老师学习，帮助整理赵老的临床经验，这一经历，也使他有幸成为中医皮外科形成独立学科的参与者和见证人。那时，为了进一步提升治疗水平，中医、西医专家相互学习，从病名的确定，到诊断治疗原则的确立，以及用药体会，共同讨论，相互借鉴，然后进行总结，再上升到理论与方法的层面，并将研究成果在当时的医学刊物上发表，成为中西医结合治疗皮肤病的早期成果。

我父亲这一生是幸运的，扎实的中医功底和系统的西医学习训练，使他能够将中、西医很好地结合起来，开始中西医结合探索性的尝试。毋庸置疑，中医对许多疑难病症都有良好的治疗效果，很多西医找不到更好解决方案的疾病，如系统性红斑狼疮、淀粉样变、牛皮癣、天疱疮、白癜风等，中医都有自己的长处。我父亲每临病症，常常采用内外合治，中西医结合的方法，能够兼具两者的优势，我想，这正是他行医 70 余年，药到病除，常获良效的秘诀与法宝吧！中西医结合治疗疑难杂症的探索，必将造福众多患者，带来治疗方法的突破。

作为皮肤科专家，我父亲享有了极高的荣誉。1990 年，经国务院批准，被遴选为全国继承老中医药专家学术经验指导老师；1993 年荣获国务院颁发的"对医药卫生工作有突出贡献"证书，并享受国务院颁发的政府特殊津贴；2007 年又成为博士后导师，中国中医科学院广安门医院为他开设了工作室。

晚年，除了为患者解除疾苦，我父亲已无其他嗜好。我从他们那一辈人身上看到的，是默默无闻、勤勤恳恳、孜孜以求的奉献精神；是乐于助人、有求必应、不求回报的工作态度；是温暖和善、轻声细语、满面春风的脉脉温情！

父亲虽然走了，但他的事业仍然要继续，我会像他一样，用真诚和微笑对待每一位患者，将其精湛的医术不断发扬光大！

张大萍

2021 年 12 月

谨以本书献给我慈爱的父亲

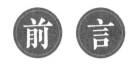

# 前　言

　　1935年，家父刚刚读完小学五年级，放暑假的一天，我爷爷、奶奶便把他叫到跟前，告诉他，家里已经作出决定，让他拜当时在北京中医界颇具影响力的回族疮疡外科大家哈锐川为师。为了赶在哈老师新建的位于东城八面槽23号的三层小楼的新医馆开幕之前把我父亲送到，在举行了宗教仪式之后，13岁的家父，便离开父母，步入哈老师的医馆，从此走上了一条决定其一生的漫漫从医之路。

　　父亲曾经对我讲，哈老师的医馆，每天都有许多患者前来就诊，医馆的用药量非常大。除了临床使用的汤剂，以及由南庆仁堂特制的各种丸药、散剂外，医馆里的其余外用药，都是由我父亲和另外两个师兄弟负责配制。那时，外科所使用的软膏和膏药，只有少数采用传统植物油、樟丹、松香、蜂蜡配制，其余大量软膏类药物，都由凡士林作基质进行调配。医馆经常要大量外购整桶的凡士林，装凡士林的铁桶有几十斤重，三个不满15岁的孩子，每次都要将铁桶从马车上卸下来，再搬到医馆的后院。晚上，吃完晚饭，守着炉灶，伴着缭绕的烟雾，徒弟们要将不同用途的膏药，摊在种类不一的高丽纸和各式专用医布上，以备第二天使用，这些膏药可以装满几个大抽屉。

　　在哈老师的医馆，我父亲逐渐掌握了外用药的配制技术，能够独立熬炼老师常用的膏药和各种剂型的外用药。本书所记述的膏药和丹剂的制作，是由我父亲口述他当学徒时的制药过程，我做记录，完整再现了当时的制药场景。80多年过去了，目前能够熬制传统膏药和丹剂的人，恐怕已是凤毛麟角！

　　从13岁开始当学徒，到2010年故去，我父亲从事中医临床

70 余载，治愈无数患者，积累了丰富的治疗皮肤病的经验。

或许是学徒时就打下了配制外用药的坚实基础，我父亲一生对外用药的研制，情有独钟。他认为，传统的外用药，尽管疗效显著，但是，其色泽、气味、性状等，难以为今人所接受，如果外用药不在剂型上做出改进，仍然停留在比较原始的阶段，就不能满足现代人便捷、干净、有效的需求，也无法跟上现代社会快速发展的步伐。随着社会的进步和人民生活水平的提高，人们对外用药也提出了新的要求，不仅要求外用药具有良好的疗效，还要用法简便，涂抹在皮肤上不影响美观。这些要求，其实也是对外用药进行改进的动力。传统医学只有不断创新，吸取现代科技成果，才能保持旺盛的生命力，也才能更好地造福于人类。

《皮肤病中医外治法及外用药的配制》是我父亲一生应用外用药治疗皮肤病的经验总结，2001 年第一次出版，2009 年再版，第 2 版先后印刷多达 18 次，本书为《皮肤病中医外治法及外用药的配制》之第 3 版。

2020 年 7 月，新冠肺炎疫情期间，人民卫生出版社的编辑打来电话，约我将这本书重新编写，我没有犹豫，欣然答应。一来，我父亲 2010 年离开，到 2020 年，整整十年了，重写此书，是对老人家最好的怀念；二来，本书 2001 年出版（第 1 版），经过 20 年的临床实践，我自己也有更多的体会，积累了不少治病经验；同时，我深深感到，目前对晦涩拗口的皮肤病的专业知识，缺少非专业人士看得懂的书，很多人由于缺乏起码的科学常识，盲从、轻信，甚至被所谓的"专家"忽悠，不少人皮肤病没治好，反倒增添了其他病患。再次编写本书，我紧密结合临床，在前两版的基础上，增加了皮肤、皮肤的功能、皮肤的保护、皮肤病发生的原因及其加重因素、皮肤病的预防、皮肤病的"辨证"与"辨病"等相关内容，并对中医外科学的发展作了简要梳理。尽可能让本书的内容更加充实，更具实用性，力争用通俗的语言，说非专业人士听得懂的话，让本书的可读性更强，也想尽自己之所能，做些科学普及工作。

尽管古代医籍记录了大量外治法的临床治疗经验，但囿于历史条件的限制，长期以来，有关皮肤病的内容，缺乏系统的整理、总结，诊断和治疗的研究均显不足，特别是，对于皮肤病外治法所用外用药的剂型、方剂，都没有系统著述。

世传之医学书籍，汗牛充栋，外治法的内容亦十分丰富，可涵盖临床各个学科，其内容不仅限于药物的外用，更有针灸、按摩、推拿、刮痧等手法。自唐宋以来，特别是元明时期，外科的外用药，在剂型、方剂等方面都有很大发展，为我们的临床治疗，提供了宝贵的经验，是取之不尽的财富。

《皮肤病中医外治法及外用药的配制》（第 3 版）分为上、下两篇。上篇为基础篇，对皮肤、皮肤的功能、皮肤的保护、皮肤病发生的原因及其加重因素、皮肤病的预防、皮肤病的"辨证"与"辨病"、中医外科学发展等内容，给予简要解读；系统介绍外用药配制的基础知识，以及常用工具和使用方法。下篇为剂型各论，按照目前临床常用外用药的剂型，分为 10 章，分别介绍各种剂型的特点、物理性能以及制作和使用方法，并附有常用方剂。

本书以实用性为主，希望能够为皮肤科临床和科研工作者，特别是广大有简单制药设备的基层专业工作者进行各种外用药的配制和研究，提供一些帮助；也可为大规模外用药的生产企业，提供一些可资借鉴的经验。

本人水平有限，谬误难免，恳请各位同仁不吝赐教。承蒙人民卫生出版社编辑与我联系，商议本书的再版，在此深表谢意！

张大萍

2021 年 12 月

# 普及实用　易学易制

## ——庆贺《皮肤病中医外治法及外用药的配制》出版

著名中医皮肤病专家张作舟教授新编《皮肤病中医外治法及外用药的配制》一书，可谓普及科学知识的一本好书，易学易懂，易制易用。

全书分为上、下篇，上篇为基本知识篇，阐述了常用术语、方剂基本操作；下篇为剂型各论，论述散剂、水剂、水粉剂、油剂、酒浸剂、软膏、糊剂、膏剂、丹剂、熏剂等十个剂型，分述其功能、适应证、作用机制、常用方剂、注意事项等，可谓一览无余，全面概括，既普及医学知识，又传播实用技能，是一本不可多得的医学科学实用读物。

笔者边读边思考，掩卷凝思，本书的写作是成功的。笔者体会有以下几点：

## 一、继承创新

本书经验均来自古人，或由专著，或由师承，但作者完全用近代人之观点，不过多地引证，而是以实用为主。作者学自师传，但又能突破师传，而且吸收很多现代制剂之先进技术，可以说是改进了剂型，扩大了适用范围。

## 二、理论实践并重

本书既有理论又有实践，理论清晰，引证不多，通俗易懂。实践紧随其后，有方有证。如"散剂"常用方为 75 方，"油剂"16

方，均有方名、组成、功能、主治、用法、制法、来源等叙述，条理清楚，应有尽有，按方索骥，只要辨证准确，认病得当，定会有满意的临床效果。

## 三、重点突出

本书精简扼要，经验丰富，有师承，有古籍，文字简练等，皆是为师为法之处，相信本书出版以后，一定受到中医外科医师、内科医师及善用外治法者的欢迎，为学习的实用读物，如法炮制，用之临床，有惠于患者，造福于人民。

谢海洲

2002 年 3 月 25 日

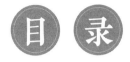

# 目 录

**|下篇|剂型各论**

目录

## 第三章　水粉剂 ·········································· 168

# 第四章　油剂 ……………………………………… 174

上　篇

# 基础篇

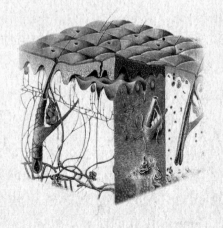

# 第一章

# 皮肤

## 一、皮肤与皮肤的构成

**1. 皮肤** 人体是由各个器官和系统构成的，而"皮肤"是人体最大的器官，对人体的健康，至关重要。皮肤位于人体的表面，将人紧紧包裹，是人与外界接触的第一道屏障。春风拂面，是皮肤最先感知；手如果触摸到过热或者冰冷的东西，会马上缩回来，迅速躲开，那是皮肤的触觉对大脑发出指令，让人避开风险。皮肤有重量、面积，还有厚度。皮肤的重量大约占人体总重量的 5%～15%；假如将一个成年人的皮肤摊平，总面积竟然可以达到 1.5～2m²!

皮肤的表面有许多沟纹，其粗细、长短、深浅不同，走向不一，我们称之为"皮纹"。皮纹的深浅，在身体的各个部位是不一样的；细心的人能够观察到，手掌、足跖、面部、肢体关节的伸侧，以及阴囊部位的皮纹最为显著。指纹，也叫"手印"，就是手指表皮上突起的皮纹。人的指纹是遗传和环境共同作用的产物。指纹人人皆有，却各不相同。指纹的重复率极小，大约为 150 亿分之一，所以，指纹也被称为"人体身份证"，在人的身份确定上，具有特殊作用。见于额、面，以及眼周等部位的皱纹，可粗可细；皱纹的出现，是皮肤老化的表现。皮纹的形成与皮肤深处的纤维组织的排列有关。皮纹之间分布着形状及大小不一的小片状隆起，叫作"皮丘"。皮纹和皮丘，不仅可以增加皮肤的表面积，还能缓解外界对皮肤的种种伤害。

皮肤的薄厚、粗细，以及松紧程度，因人而异，人的皮肤厚度，大约为 0.5～4mm。一般来讲，较厚的皮肤会比较粗糙、紧绷，弹性也差些；而较薄的皮肤，摸起来感觉比较细腻、松软，弹性也大。就一个人来讲，躯干及四肢伸侧的皮肤，比屈侧的皮肤要厚；掌跖皮肤最厚；眼睑、外阴、耳，以及乳房等处的皮肤最薄。皮肤厚的地方，都是负重、持重的部位，也是容易与外界接触产生摩擦的地方，正因为这些部位的皮肤较厚，才能在人体与外界接触时，发挥屏障作用，从而更好地对人体施以保护。

皮肤覆盖周身，犹如一座坚固的城墙。北京有一句俏皮话，形容一个人的脸皮厚，就说他的脸皮"比城墙拐弯还要厚"。用城墙来比喻皮肤，还是很恰当的。就如同敌人来了，他们要攻城略地，皮肤就像坚固的城墙一样，成为防御敌人的第一道屏障。

**2. 皮肤的构成** 如果我们把皮肤切成极薄的小片，将其染色后，放在显微镜下仔细观察，就会发现，皮肤从外到内，可以分为3层，即表皮、真皮和皮下组织。

（1）表皮：表皮又分为5层（角质层、透明层、颗粒层、棘层和基底层），主要由角质形成细胞（俗称角朊细胞）和树枝状细胞（包括黑素细胞、朗格汉斯细胞和梅克尔细胞等）组成。角质形成细胞的最大特点是，从表皮最里面的基底层开始，不断向外生长、繁殖，经棘层、颗粒层、透明层（不是身体的任何部位都有），最终完全角化形成最外面的角质层。表皮基层细胞不断向外生长，逐渐完成角化，老一代角质细胞不断脱落，这个过程叫作"表皮生长周期"，一般需要28天左右。角质层就像鱼鳞一样，层层叠叠分布在人体的表面，可以防止体内水分的流失，具有保湿作用。角化细胞是没有生命的，因此又被称为"死皮细胞"。人体的角质层不能太薄，也不能过厚。如果角质层太薄，会使水分流失过多，导致皮肤干燥、紧绷；角质层过厚，则肌肤失去通透性，皮肤会变得粗糙、晦暗，妨碍营养物质的吸收。

正常人每天都会有细细的皮屑脱落，我们在洗澡的时候，能够搓下一些泥状的东西，主要就是脱落的表皮细胞。牛皮癣之所以被称为"银屑病"，是因为患者身上大大小小的斑块上面，覆盖着银白色的鳞屑。银屑病患者皮损处的表皮生发细胞，从开始出现到最后脱落，仅仅需要 7 天的时间，比正常人快了整整 4 倍！如果用手在银屑病患者的皮损处轻轻一刮，鳞屑就像雪片一样飘落下来。银屑病从根本上来讲，就是表皮细胞的无限制增生和分裂导致的。

除了角质形成细胞外，表皮基底层还有含黑色素的黑素细胞、几种普通染色难以识别的细胞，以及一些与感觉和皮肤免疫相关的细胞。

（2）真皮：真皮的结构比表皮更为复杂。真皮主要由 3 种纤维组成，分别是胶原纤维、弹力纤维和网状纤维。真皮与表皮以指状突起相互交错镶嵌，你中有我，我中有你。接近于表皮的真皮乳头，被称为"乳头层"，也叫"真皮浅层"；其下被称为"网状层"，又称"真皮深层"，但两者并无严格界限。

胶原纤维是真皮的主要成分，约占真皮的 95%，集合组成束状。在乳头层，纤维束较细，排列紧密，走行方向不一，亦不互相交织。网状层的纤维束较粗，排列比较疏松，交织成网状，与皮肤表面平行分布。由于纤维束呈螺旋状，有一定的伸缩性，使得胶原纤维网在受到牵拉后，能够恢复原状。弹力纤维更多分布于网状层的下部，它们盘绕在胶原纤维束下面和皮肤附属器官的周围。弹力纤维除了能赋予皮肤弹性外，也是支撑皮肤及其附属器的支架。网状纤维被认为是一种未成熟的胶原纤维，环绕在皮肤附属器及血管的周围。

真皮中除了纤维组织之外，还有血管和淋巴管，它们是为皮肤提供血液和养分的管道，代谢后的废料也从这些管道被运走。此外，真皮中还有神经与神经末梢，用来接受和传送各种感觉刺激。

充塞于纤维束及细胞之间，有一种均匀的胶样物质，被称为"基质"。真皮中的各种纤维、血管、神经及皮肤附属器等，都包埋在无定形的基质当中。基质具有亲水性，是各种水溶性物质、电解质等代谢物质的交换场所。年幼时，真皮基质较多；人老了，基质逐渐减少。

纤维与基质共同把皮肤支撑起来。弹力纤维和胶原纤维混杂在一起，使皮肤更加富有弹性。但是，随着年龄的增长，纤维会变脆，一旦断裂，皮肤网状结构的一部分就会塌陷，皱纹便在皮肤上显现出来。皱纹是真皮纤维，特别是弹力纤维萎缩、断裂的结果，是一个人衰老的标志。但是，纤维老化并非皱纹产生的全部原因，有些人面部表情过于夸张，总是习惯性地蹙眉、眯眼、愁眉不展，长此以往，颜面就会出现一些小细纹，我们称之为"表情纹"，这种细纹属于假皱纹。

痤疮等皮肤感染性疾病，是皮科临床的常见病，感染如果发生在皮肤表皮层，预后良好，一般不会留下瘢痕；但是，如果感染深入到真皮，则无法修复，甚至留下瘢痕。

在皮肤科，常常遇见这样的年轻人，得了痤疮之后，急于把脸上的痘痘消灭掉，就到美容院，或者直接用手挤压。由于真皮层分布着众多毛细血管，挤压痘痘会造成皮肤的损伤、出血。其实，这样做已经伤害到了真皮，而真皮层没有基底细胞，也就不可能通过基底细胞的分裂、增生对皮肤缺损进行弥补，因此挤压痘痘会在皮肤上落下瘢痕，留下终生遗憾！

（3）皮下组织：真皮之下是皮下组织，又被称为"皮下脂肪层"，约占体重的18%。皮下组织的下方与肌膜等组织相连。皮下组织的薄厚程度，与体表部位、年龄、性别、营养和健康状态等诸多因素密切相关。皮下组织由疏松结缔组织及脂肪小叶构成，是一层比较疏松的组织。除脂肪外，皮下脂肪组织中还有丰富的血管、淋巴管、神经、汗腺和毛囊。

当身体遇到外来压力时，皮下组织犹如一个天然的缓冲垫，使施加于皮肤表面的各种机械力被分解、吸收甚至被抵消掉。即使皮肤因外力而破损，皮下组织也能缓解外力对人体深部组织的伤害，对肌肉、骨骼和脏器施以保护。皮下组织还能抵御外界物理、化学和微生物的刺激，具有一定的防御功能。同时，皮下组织还是热的绝缘体，能够储存能量，通过调控汗液的排出量，对体温进行调节。

（4）皮肤附属器：皮肤如同一个大公司，除了表皮、真皮、皮下组织等领导层外，还有一些下属和助手，它们被称为"皮肤附属器"。皮肤附属器由毛发、指（趾）甲、汗腺、皮脂腺和立毛肌组成。这些下属，各司其职，能出色地辅助皮肤完成各项任务，使得皮肤这个"公司"得以正常运转。

1）汗腺：又分为小汗腺和大汗腺。

小汗腺就是我们常说的汗腺，位于皮下组织的真皮网状层。除唇部、龟头、包皮内面和阴蒂外，分布全身。小汗腺在掌、跖、腋窝、腹股沟等处，分布最多。汗腺能分泌汗液，调节体温。

大汗腺主要分布于腋窝、乳晕、脐窝、肛周以及外生殖器等部位。人到了青春期，生命力旺盛，大汗腺分泌物急剧增多。新鲜的大汗腺分泌物为少量无菌、无臭的乳状液，这些分泌物经细菌（主要是葡萄球菌）分解后，会产生特殊的臭味，这就是"臭汗症"发生的重要原因。大汗腺的排泄，受肾上腺神经纤维的支配，与体温调节无关。

2）皮脂腺：皮脂腺位于真皮内，靠近毛囊，肉眼不可见。除掌、跖外，遍布周身，以头皮、面部、胸部、肩胛间和阴阜等处为多。皮脂腺能分泌皮脂，润滑皮肤和毛发，防止皮肤干燥。手掌、足跖和手指、足趾的屈面没有皮脂腺，这些部位由于缺乏皮脂腺的滋润，更容易出现皮肤干裂。有些人足跟肥厚、皲裂，手指裂口，甚至出血，就是因为这些部位得不到皮脂的润泽导致的。皮脂在幼儿时期分泌量较少，青春期分泌最为旺盛，35岁以后，分泌量逐渐减少。随着皮脂分泌的减少，皮肤变得干燥、粗糙，皱纹开始显现。内分泌影响人体内的雄性激素和肾上腺皮质激素，这些激素能使皮脂腺腺体肥大，分泌功能增强。由此也就不难理解，为什么男性皮肤比女性皮肤毛孔粗大，更偏于油性。温度也会对皮脂腺的分泌产生影响，气温高，皮脂分泌量较多；气温低，则皮脂的分泌量减少。所以，夏季皮肤多偏油性，而到了冬季，皮肤变得干燥。此外，饮食也可影响皮脂腺的分泌，油腻性食物、辛辣刺激性食物，会使皮脂的分泌量增加，所以，油性皮肤的人，特别是容易长痤疮的年轻人、脂溢性皮炎患者，日常饮食一定要注意少吃甜食、油腻和刺激性食物。

皮脂腺所分泌的皮脂，在皮肤上形成一层膜，这层皮脂膜呈弱酸性，对皮肤来说，此乃绝好的天然面霜。人们日常所处的生活环境，以及每天必须接触的各种物品，如抹布、垃圾袋、门帘、门把手、案板、钱币、桌椅、电器开关……都有大量细菌存在，皮肤上也常常寄生着各种细菌。但是，为什么我们每天接触布满细菌的大量东西，在正常情况下，却不会生病呢？这是因为，皮肤是连续、完整的，表皮上坚韧的角质层，令病原菌难以渗透到身体内部。汗腺和皮脂腺所分泌的乳酸和脂肪酸，让皮肤的酸性增加，使其具有更强的抑制病原菌的作用。

3）毛发：毛发遍及皮肤的大部分，只有掌跖、指趾屈面、指趾末节伸面、唇红区、龟头、包皮内面、大小阴唇内侧以及阴蒂等处无毛发。毛发分为两种——"硬毛"和"毳毛"。硬毛中的头发、胡须、腋毛和阴毛等，又被称为"长毛"；眉毛、睫毛、鼻毛、耳毛等，也叫"短毛"。黄种人的长毛色黑，年长后，渐渐变白。毳毛，俗称"汗毛"，颜色浅淡，质地细软，主要分布于面部、躯干和四肢。毛发的多少、疏密和分布区域，具有显著的种族特异性。黄种人属于少毛民族，多数人无髯（即络腮胡），臂腿部也少毛。人的头皮部约有10万根头发，它们并非同时或者按照季节生长、脱落，而是在不同时期，分散地脱落、再生。正常人每日大约脱落100根头发，同时也会有相等的发量再生。

严寒的冬季，人们都愿意把头发留起来，那是因为，头发能减少头部热量的散发；夏天，烈日下，头发可以保护头部免遭太阳光的暴晒，还能协助头部汗液的蒸发；细软蓬松的头发富有弹性，可以抵挡轻微的碰撞。眉毛能防止水、头皮屑以及其他微小颗粒进入眼中。睫毛可以看成是眼睛的"第二道防线"，任何东西在接近眼睛触碰到睫毛的时候，都会立即引起闭眼反射，使眼球免受伤害。睫毛还能遮光，防止灰尘、异物、汗水等进入眼内。

4）指（趾）甲：指甲和趾甲，覆盖、附着于手指、足趾末节远端的伸侧，为半透明的板状角化组织，与下面的甲床紧密黏着。人和灵长目猿猴亚目的物种，均有指（趾）甲。

指（趾）甲作为皮肤的附件之一，具有独特的功能。日常生活中，当手接触各种尖锐利器时，指甲犹如盾牌，保护末节指腹免受伤害。指甲还能增强手指触觉的敏感性，协助手完成多种动作，如抓、挟、捏、挤各种东西。甲床内拥有丰富的血管，具有调节末梢血供和体温的作用。指（趾）甲既能对手指、足趾进行保护，还可以给手指、足趾的外表乃至整个人的仪表增姿添色。若指甲缺损，或者畸形，会让人感到自卑，有些患者不愿将病甲示人，甚至把手深藏在衣袖内，以致手的功能逐渐废退。

## 二、皮肤颜色的由来

在广袤无垠的宇宙中，有无数颗星球，地球是人类唯一的家园。不同种族、不同肤色的人生活在一起，构成了一幅绚丽多彩的画面！

人种，亦称种族，是具有共同遗传体质特征的人类群体。在生物学上，人类的各个种族，尽管肤色、眼色、发色、发型、头型、身高等有所差异，但却都属于同一个物种，即智人，都源自于一个共同的祖先。不同的种族，相当于同一个物种下的若干变种。

我们所生活的地球，人口众多，种族繁杂，肤色最能反映不同种族之间的差异性。所谓"肤色"，指的是人皮肤表皮层的颜色。人类皮肤的颜色，在不同地区和不同人群之间，存在着很大的差异性。肤色是人种分类的重要标志之一，人类学家根据人体的肤色，界定了不同的人种。全世界大致可分为三大人种，即黄色人种、白色人种和黑色人种。

白色人种起源于高纬度地区，高寒的北欧属于寒带，太阳光是斜射的，这里温度低，紫外线弱，人体内黑色素的含量低，皮肤白。白种人稠密的毛发，更能抵御寒冷。白种人身体粗壮、高大，可以减少热量的散失，他们的鼻子高而窄，鼻孔通道较长，这样的结构，可以让鼻子吸进去的冷空气得到预热。

黑色人种起源于低纬度的热带地区，该地区太阳光直射的时间长，气温高，紫外线强，长时间生活在这里的人，经过身体的调节，体内会产生大量的黑色素。皮肤中黑色素的含量高，才能吸收更多的紫外线，使皮肤的内部结构免受伤害。黑色人种体表的汗腺密度特别大，为的是身处极度高热的环境，也可以维持正常的体温。黑色人种的鼻子低而宽，鼻孔通道短；他们的体毛少，这样才能更好地散发热量；卷曲的头发，可以挡住更多的阳光，保护头脑不受伤害。

黄色人种起源于中纬度的温带。黄种人的皮肤颜色中等，肤色黄，体毛不发达，鼻骨不高不低，头发色黑而直，较为浓密。

生活在地球上的早期人类相对封闭，各自活动在较为独立的区域内。工业革命后，伴随着科技的进步以及社会生产力的发展，人与人之间的相互依存关系越来越紧密，交往日益频繁，从地域性的交流，逐渐走向全球性的往来。东西方之间的战争、商贸往来、和平交往、新航路开辟、殖民扩张……凡此种种，使得不同区域的人们互相交融；跨国婚姻日益增多，混杂现象越来越广泛，几乎延展到世界的每一个角落；人群迁徙以及不同区域间人的混血，对肤色和人种也都产生了巨大的影响。

皮肤的颜色主要取决于 3 个因素——黑色素；皮肤血管；血管内的血液和胡萝卜素。前两个因素更为重要。

黑色素存在于皮肤表皮的黑素细胞中。黑色素是一种非常细小的棕褐色或黑褐色颗粒，是让皮肤"发黑"的因素。黑色素的多少、分布的部位，以及疏密程度，决定着一个人皮肤的"黑度"。黑种人的黑色素几乎密集地分布于表皮的各层，而黄种人和白种人的黑色素则主要存在于表皮最下层的基底层内。白种人的黑色素细胞比黄种人更少。肤色中的黑色素颗粒，可以遮断对活体细胞有害的紫外线。因此，在日光强烈的地域，深色皮肤对身体有利；而在日光柔弱的地域，浅色皮肤则对身体更好。人类肤色的不同，也可以看成是自然选择的结果，唯有如此，才能调节紫外线的辐射对人体重要营养物质所产生的影响，以保证人类正常的繁衍生息。

皮肤中的血管，以及流淌在血管中的血液，使皮肤看起来"黑里透红"，或者"白里透红"。在血管分布得较少、较深，或者血管收缩、供血量较少的部位，皮肤就会发白；而血管分布较多、比较浅显的部位，则皮肤发红。在我们周围，不难发现，有些人特别容易脸红，究其原因，一方面，是因为其面部血管十分丰富；另一方面，则与这类人比较敏感有关，假如遇到外部刺激，容易产生比较强烈的紧张、兴奋、羞愧等情绪反应，此时，人体内交感神经兴奋，去甲肾上腺素等儿茶酚胺类物质分泌增加，使得心跳加速，毛细血管扩张，就表现为"满脸通红"。这种脸红，是一种正常的生理反应，不需要特别处理或者预防，只要情绪平复下来，脸红的症状便会随之消失。

胡萝卜素主要存在于皮肤较厚的部位，如掌、跖部。胡萝卜素会让皮肤的颜色发黄。

在黑色素、皮肤血管，以及血管内的血液和胡萝卜素的共同作用下，正常皮肤的颜色介于黑—红黄—白之间。对于黄种人来说，正常皮肤呈棕黄色、黄褐色，间或略带红色、白色或者黑色。此外，皮肤的颜色还与皮肤的粗糙，以及湿润程度有关。就一个人来讲，身体的不同部位，其皮肤颜色也不完全一样。一般而言，背部的皮色远比胸部深；四肢伸侧要比屈侧的颜色深；皮色最深的地方是会阴部及乳头。手掌和脚掌是全身皮肤颜色最浅的部位，即使在色素极深的黑种人中，这些部位的颜色也明显比其他部位浅。

皮肤的颜色会因人种、年龄、日晒程度，以及部位的不同而有所差异。皮色主要由黑、黄、红3种色调构成。黑色有深、有浅，由皮肤中黑色素颗粒的多少而定；黄色有浓、有淡，取决于角质层的厚薄；红色或隐，或现，与皮肤中毛细血管分布的疏密，以及血流量的大小有关。

皮肤颜色的划分，一般采用冯鲁向氏的"肤色模型表"，所观察的部位为上臂的内侧。该表将人的肤色分为5个级别，分别是十分浅、浅、中等、深、十分深，共36色。肤色最浅的是北欧居民，其肤色呈粉色；肤色最深的为巴布亚人、美拉尼西亚人以及非洲的黑人。

## 三、皮肤的分类及其特点

**1. 皮肤的分类** 每个人的肤质不同，只有充分了解皮肤的性质，才能在饮食、起居等方面加以注意，规避某些问题，也才能选择更适合自己肤质的化妆品。目前，通常将皮肤分为5类——中性皮肤、干性皮肤、油性皮肤、混合性皮肤和敏感性皮肤。

怎么才能知道自己的皮肤类型？各类皮肤的特点是什么？测定皮肤性质的方法很多，医院、美容院都有专门鉴别皮肤性质的仪器，而作为非专业人士，则可以采用"观察鉴别法"对肤质加以判断。一般而言，问题性皮肤，比如皮肤上有斑疹、丘疹、结节、风团、囊肿等等，一眼就可以看出来，其他类型的皮肤则需要仔细鉴别。所谓"观察鉴别法"，就是通过观察皮肤上毛孔的大小、油脂的多少、光泽的有无、皮肤的弹性，询问接触化妆品是否过敏等等，再将观察的结果与各类皮肤的特点进行比对，从而对肤质加以判断。除此之外，还有一种更加简单易行的测试方法——"纸巾测试法"。晚上睡觉前，用中性洁肤品将皮肤清洗干净，在不涂抹任何化妆品的情况下，上床休息。第二天早晨起床后，用一张纸巾轻轻擦拭前额及鼻部，若纸巾上留下大片油迹，即可判断皮肤是油性的；若纸巾上仅有星星点点的油迹，或没有油迹，则皮肤为干性的；若纸巾上有油迹，但很少，则为中性皮肤。

**2. 各类皮肤的特点**

（1）中性皮肤：水分、油分适中，酸碱度合适。皮肤光滑、细嫩、柔软，富有弹性，红润而有光泽；毛孔细小；无任何瑕疵；纹路排列整齐，皮沟纵横走向。中性皮肤是最理想的皮肤。

中性皮肤多出现在小儿当中，尤以10岁以下、未发育的女童多见。年轻人，特别是过了青春期之后，仍然能够保持中性皮肤的人很少。中性皮肤不发干，也不油腻，不容易过敏，少有痘痘出现，没有毛孔堵塞，比较耐晒。

中性皮肤基本上没有什么皮肤问题，日常护理以保湿养护为主。

（2）干性皮肤：水分、油分均不正常，干燥、粗糙、松弛，缺乏弹性；毛孔细小，脸部皮肤较薄，敏感，面部肌肤暗沉、没有光泽，易破裂、起皮屑、长斑。但从外观看，干性皮肤比较干净，皮丘平坦，皮沟呈直线走向，浅、乱而广。皮肤容易产生皱纹，也易老化，很少长粉刺，容易晒伤。

干性皮肤又可分为缺油性和缺水性两种。

干性皮肤的人，平时要多喝水，多吃水果、蔬菜，不要过于频繁地沐浴，也不要过度使用洁面乳，应当选择非泡沫型、碱性度较低的清洁产品。

（3）油性皮肤：油性皮肤的人，油脂分泌旺盛、油光明显；毛孔粗大，触摸有黑头，皮质厚硬不光滑，皮纹较深。从外观看，肤色暗黄、偏深，皮肤呈弱碱性。但油性皮肤的弹性好，不易过敏；不容易起皱纹，也不易衰老。年纪大后，油性皮肤的人，皱纹较少，保持年轻外貌的时间比较长，对外界刺激不敏感。油性皮肤易吸收紫外线，容易变黑，易生粉刺、暗疮。

油性皮肤日常护理以清洁、控油、补水为主，防止毛孔堵塞，随时保持皮肤洁净清爽。油性皮肤的人，应少吃糖、咖啡和刺激性食物；可以多吃富含维生素 $B_2$、维生素 $B_6$ 的食物，以增强肌肤的抵抗力。要选择油分较少，能抑制皮脂分泌，有收敛作用的护肤品。白天可用温水洗面，选用适合油性皮肤的洗面奶，保持毛孔畅通。暗疮处不可以化妆，不要使用油性护肤品。

（4）混合性皮肤：混合性皮肤可分为混合偏干性皮肤和混合偏油性皮肤。皮肤呈现两种或两种以上的外观，兼具油性和干性皮肤的特征。日晒、缺水时，容易过敏，不易长皱纹，也不太容易受季节变换的影响。额头、鼻子、嘴巴周围及下巴处为油性皮肤，而在眼睛周围以及两颊部位则为干性皮肤，时有粉刺发生。混合性皮肤多发生于 20 ~ 35 岁，男性 80% 都是混合性皮肤。

混合性皮肤需要根据油性、偏干性或者偏中性的程度，分别加以处理。在使用护肤品时，可以先滋润较干的部位，再在其他部位用剩余量擦拭。要适时补水，补充营养物质，调节皮肤的平衡。

（5）敏感性皮肤：敏感性皮肤，顾名思义，就是容易受刺激的皮肤，指的是极干燥的、皮脂膜薄而敏感的皮肤。敏感性皮肤若遇到阳光、风等外界刺激，或者食用某些过敏性食物和饮料，或者涂抹一些化妆品，则出现皮肤上的过敏反应，表现为红、肿、刺、痒、痛等。

敏感性皮肤的自身保护能力较弱，日常护理需要格外谨慎，应选择清爽、柔和，不含香精、色素和防腐剂的护肤品，尽量避免日晒、骤冷、骤热等外界刺激。饮食方面，要避免容易引起过敏的海鲜等食物。

## 四、健康皮肤的标准

靓丽的肌肤，能彰显一个人高雅的气质，让人拥有健康、端庄、整洁、大方的容貌体态。健康的皮肤令人青春永驻，活力四射！那么，究竟什么样的皮肤才算是健康的呢？尽管健康皮肤的标准，在不同的历史阶段，不同的国家、不同的民族，以及不同的区域，各不相同，但还是有一些共同的标准。

健康的肌肤可以从皮肤的颜色、细腻程度、有无光泽、皮肤弹性，以及湿润程度等几个方面表现出来。

**1. 皮肤的颜色** 皮肤的颜色，与种族、性别、职业等关系密切。白、黄、棕、红、黑等不同种族的皮肤颜色，主要是由皮肤内所含色素的数量，以及色素的分布状况而决定的。皮肤的色泽，是视觉审美的重要特征。皮肤色泽的改变，能引起视觉审美心理的强烈反应。正常情况下，黄种人的肤色介于黄与白之间，透着红色。

**2. 皮肤的细腻度** 细腻的皮肤，无论是视觉感受，还是用手触摸的触觉体验，都能带给人无限的美感。柔嫩、光滑、润泽的皮肤，符合皮肤美学的基本特征，也是健康肌肤不可或缺的基本要素。反之，皱纹叠叠、遍布黑斑的皮肤，则是衰老的表现，当然也就与健康无缘了。

**3. 皮肤的光泽** 光亮的肌肤，令人容光焕发、神采飞扬，是生命活力的体现。肌肤的透亮程度，不仅取决于黑素的数量，还有赖于色素的质量。如果色素颜色浅淡，则无论黑素数量多与少，都能让肌肤更为通透。而肌肤的通透与否，又决定了肌肤的水润程度。

**4. 皮肤的弹性** 处于生命力旺盛时期的年轻人，皮肤光滑、平整，富有弹性。这是由于皮肤真皮层富含弹力纤维和胶原纤维，皮下组织有丰富的脂肪，而这些纤维和脂肪，让肌肤显得坚韧、柔嫩。若皮肤的含水量和脂肪含量适中，血液循环良好，新陈代谢旺盛，则能彰显诱人的魅力。但是，随着年龄的增长，或者身患疾病，真皮层会逐渐萎缩、变薄，弹力纤维和胶原纤维退化、变性，致使弹力减弱，透明质酸减少，皮肤渐渐老化。失去弹性的皮肤，变得松弛，皱纹随之显现。

角质层位于皮肤的最外层，能对皮肤施以保护。健康的皮肤角质层，排列规整，28 天自然脱落。但是，受内、外因素的影响，一些老死的角质有可能依然附着在新生角质上，会令皮肤干燥、缺水，晦暗无光。

**5. 皮肤的体味**　人的体味主要由汗腺和皮脂腺的分泌物产生。体味可分为 3 类，即生理性、病理性和情感性。生理性体味是人体健康状态的信息反映。人的体味也是一种生命信息的传递、情感的交融与人体语言的交流。

**6. 皮肤的湿度**　皮肤内含有很高的水分，年轻人的皮肤含水量大约为人体总含水量的 20%。就皮肤而言，其自身的含水量，约占皮肤总重量的 70%。真皮内有丰富的血管及淋巴管，是仅次于肌肉的第二大"水库"。润泽的肌肤，光洁、靓丽，有脂融感。滋润的皮肤，也是代谢功能良好的重要标志。若水分减少，皮肤就会变得干燥、皲裂，皱纹也随之显现。

皮肤表面有一层薄膜，呈弱酸性；这层膜是抵御细菌侵袭、防止感染的一道坚固的防线。日常生活中，人们即使接触了不洁之物，也不会轻易染上疾病。一旦皮肤状态不佳，表面的酸性物质减少，甚至消失，失去保护膜的皮肤，就会出现各种问题。健康的皮肤应该是红润、光泽、柔软、细腻、结实，富有弹性；既不粗糙，也不油腻，少有皱纹。

# 五、男女皮肤的差异

男女皮肤有差异吗？答案是肯定的。男女皮肤之间的差别，既表现在解剖结构上，亦体现在生理功能上；既表现在"质"上，又显现于"量"上。

男性的皮肤粗厚，女性的皮肤细柔。粗厚的皮肤结实，细柔的皮肤娇嫩，因此，女性皮肤与男性相比，在同样的情况下，更容易受到伤害。男性油脂分泌旺盛，皮肤多油；女性皮肤油少。出油多的皮肤容易油污衣物，多种脂溶性的有害物质，以及各种微生物的蓄积，容易诱发炎症和感染。男性多毛，毛孔粗大，"毛眼"暴露在外，相当于门户洞开，细菌、真菌、病毒等多种微生物，会长驱直入，引发各种感染；女性毛少，毛孔小，感染的机会相对少些，这也可以看成是女性的性别优势。男性皮肤的黑色素含量，尤其是颜面等暴露部位，明显高于女性，所以，男性的日光性皮炎、日光疹等病的发病率远远低于女性。由于黑色素具有光保护功能，而女性黑色素含量低，因此，女性皮肤在太阳光照射下，更需要格外呵护。

临床上不难发现，男性的冻疮发病率低于女性，而女性下肢静脉扩张（注意：不是下肢静脉曲张）比男性明显多见，这是因为，男性皮肤血管的收缩 - 舒张调节机制的效率高于女性。

"有诸内者形诸外"，内脏器官的变化，会给皮肤输入各种信息，在皮肤上显现出来，这一点男女都是一样的。但是，女性比男性更为敏感，情绪激动时，女性比男性更容易脸红。月经、怀孕，易给女性带来各式各样的皮疹，其中的不少问题，如月经疹、妊娠瘙痒、妊娠疱疹等，都涉及在特殊生理时期，如何采取措施对皮肤实施保护。男性的敏感性尽管比女性弱，但是，对雄激素的反应，男性却甚为强烈，这就足以解释，为什么男女血液中都含有雄激素，青年男性的痤疮发病率却明显高于女性。但是，为什么雄激素水平比较高的大多数男性，不长痤疮，而少数女性却长痤疮呢？这又与这些女性对雄激素更加敏感有关。

由于男女皮肤在结构、生理上存在着差异性，各有所长，各有所短，在进行皮肤保护时，所采取的措施，需灵活多样，区别对待。

第二章

# 皮肤的功能

各种有害因素对皮肤的侵袭和危害是经常的，也是大量的；物理性、化学性和生物性的伤害，样样都有。想尽一切办法加以防范，使人体的第一道防线固若金汤，将"敌人"击退，让人远离疾病，是至关重要的。在人体各个器官当中，除了大脑和肝脏外，没有哪一个器官的功能比皮肤更为复杂多样了。

## 一、皮肤具有屏障作用

人是环境的产物，每天都要接触各种物质。完整健康的皮肤能使人免受伤害，发挥屏障作用。皮肤上自头顶，下到脚底，与全身的每个角落相连。皮肤、黏膜，几乎分别覆盖着体表和身体的每一个脏器。身体的里里外外，上上下下，无一不受到皮肤的庇护。

作为人体的第一道防线，皮肤势必要遭受来自外界诸多因素的侵扰。这些因素形形色色，不可胜数，大体可将其归纳为三大类，即物理性因素、化学性因素和生物性因素。物理性因素包括机械力的作用，如摩擦、牵拉、挤压、冲撞、切割等；还有温度（高温、低温）、光（紫外线）、磁力线，以及放射线的影响。化学性因素包括酸碱等化工产品、化妆品，以及外用药等。生物性因素则为病毒、细菌、真菌等微生物，以及寄生虫等。

皮肤的屏障作用表现在两个方面：一方面，皮肤可以防止人体内的水分、电解质和其他物质无故丢失，保持内环境的稳定；另一方面，在人体接触外界有害物质的时候，皮肤就像卫兵一样，冲到最前面，与外来入侵者抗争，使人体内的各种组织和器官免受物理的、化学的、机械的，以及病原微生物的伤害。

皮肤能在细微之处对人体施以保护。当人受到外力摩擦或牵拉时，皮肤不会被撕裂，能够保持完整，那是因为皮肤既坚韧，又柔软；外力一旦去除，皮肤又能迅速恢复原状，是真皮中的胶原纤维、弹力纤维，让皮肤具有一定的抗拉性与弹性。皮下组织内含有大量的脂肪细胞，当人受到外力撞击的时候，皮肤犹如一个柔软的垫子，能减缓撞击的力度，使作用于皮肤表面的种种机械力被分散、吸收，甚至被抵消。此外，人体表面还有一层乳化的皮肤膜，是由皮脂腺分泌的皮脂与汗腺分泌的汗液混合而成的。皮肤膜就像天然润肤剂，能防止皮肤干裂；还具有抑菌、杀菌的功能，可阻止细菌、真菌的入侵。

在皮科临床，老年皮肤瘙痒症的患者占很大比例，皮肤瘙痒常常令他们坐卧不宁，寝食难安。老年人的皮肤之所以特别容易干燥、瘙痒，是因为人老了，皮脂腺分泌皮脂的功能随之减弱，所以，老年人日常生活中，应该减少洗澡的次数，以免皮肤干燥、瘙痒的症状加重；频繁洗澡还会将皮肤膜洗掉，使皮肤的杀菌功能降低。

皮肤的屏障功能是通过3种手段实现的。其一，"抵挡"。当外界有害因素入侵人体时，表皮、真皮及皮下组织，三位一体，形成铜墙铁壁，御"敌"于外。其二，"缓冲"。由于皮肤表面有坚固的角质层，中层真皮里的纤维既厚实又富有弹性，加之有如肉垫一样的皮下组织，共同抵消外力的伤害，让身体深部的肌肉、骨骼和脏器免受伤害。紫外线尽管对皮肤有可能造成不良影响，但它对人体的伤害，也会因为表皮内黑色素的作用而大大降低。其三，"围歼"。如果人接触到某些有害的化学物质和微生物，皮肤里的血管和多种细胞，就会闻风而动，迅速作出反应。血管扩张，增加供血量；中性粒细胞逸出血管和皮肤里的组织细胞，向外敌逼近，将侵略者包围，进而将其吞噬掉；淋巴细胞能制造出与入侵微生物针锋相对的抗体，让外敌"在劫难逃"。

## 二、皮肤是重要的感觉器官

人是恒温动物，严冬季节，北风呼啸，寒冷的感觉让人穿上冬装；炎炎夏日，烈日高照，人们特别愿意薄衣薄裤待在有空调的屋子里。温度的变化，首先由皮肤感知，通过神经传导到大脑皮质，然后大脑会发出指令，让人增减衣服。

皮肤最基本的感觉有 6 种，即触觉、压觉、冷觉、热觉、痛觉和痒觉。这些感觉是人认识外部环境，并作出相应反应所必需的，也是皮肤保护功能的具体体现。触、压、冷、热等感觉，有专门的接受器；而痛觉和痒觉，则是由皮肤里的游离神经末梢所受纳的。这些感觉都是先由皮肤感知，再经过各级神经通路传送至大脑，大脑经过综合分析，最终产生相应的感受。

## 三、皮肤参与体温的调节

皮肤是人体最重要的温度调节器官。尽管大脑的调节中枢负责发号施令，但是，大量的具体工作，最终都是由皮肤完成的。

皮肤覆盖周身，有很大的体表面积，特别适合通过辐射、对流、传导、蒸发 4 种方式散热，进而对人体的温度进行调节。在出汗—汗液蒸发—散热降温这一过程中，皮肤的作用十分独特，又不可替代。无论是显性汗（可见出汗），还是隐性汗（不可见出汗），都能通过蒸发，将热量带走，起到降温的作用，使体温恒定于正常的范围之内。隐性汗虽不可见，但却是默默无闻的体温调节方式。隐性出汗夜以继日地进行，其出汗量在 24 小时内可以达到 500～700g。

皮肤血管，尤其是毛细血管（微循环），是调节体温的另一要素。热胀冷缩，当外界温度降低时，皮肤血管收缩，流经皮肤的血液随之减少、减慢，散热量减少；反之，外界温度升高，则皮肤血管扩张，血流量增多，血液循环加快，经皮肤的散热量也随之增大。

## 四、皮肤是重要的排泄器官

人体每时每刻都在进行新陈代谢，代谢后的废物和多余的水分，大部分由肾脏排出体外。其实，皮肤也是重要的排泄器官，其排泄作用不可低估，由此，皮肤还有一个称谓，就是"第二肾脏"。

皮肤的排泄作用是通过汗腺和皮脂腺完成的。一般情况下，人体内只有少数小汗腺处于活动状态，人感觉不到出汗，这就是通常所说的"不显性出汗"。但是，当环境温度高于31℃；或者人处于精神紧张、恐惧状态；或者在进食刺激性以及过热食物的时候，小汗腺的分泌活动明显加快，出汗量增多。汗液在皮肤表面以汗滴的形式出现，既可以散发热量，调节体温，又能让体内代谢后所产生的废物，如尿酸、尿素等，随着汗液排出体外。皮肤的排泄作用，大大减轻了肾脏的负担，特别是在罹患肾病、肾功能不全时，皮肤的排泄作用显得尤为重要。

皮肤也是重要的代谢器官，为代谢活动的进行提供场所。人体内糖类、蛋白质、脂类，以及水电解质等物质的代谢活动，许多都是在皮肤内进行的。这些物质的吸收、利用、分解，直至代谢后废物的处理和排泄，都与皮肤密切相关。

## 五、皮肤具有吸收功能

在人们的想象中，皮肤这座"围墙"，似乎密不透风，任何物质都不能进入皮肤的表皮。实则不然，尽管皮肤的角质层细胞，层层叠叠，异常紧密，但还是有空隙的。研究发现，角质细胞之间有50nm 左右的间隙。皮肤可以有选择性地吸收外界营养物质。虽然皮肤很少吸收气体、水分和电解质，但是，脂溶性物质、重金属、盐、无机酸等，还是能够被皮肤不同程度地吸收。外用的性腺激素和皮质类固醇激素，也可以被皮肤吸收，进而对局部或全身产生影响。有些药物经皮肤吸收后，还可能引起中毒。皮肤吸收物质的通路有三：其一，经皮脂孔和汗腺；其二，通过角质细胞之间极其微小的间隙；其三，直接穿过角质细胞膜。此外，皮肤温度的高低，也可对吸收的速度产生影响。温度升高时，皮肤血管扩张，血流加快，已经透入组织内的物质，其弥漫的速度明显加快，物质被不断地移入血液循环当中，皮肤的吸收速度随之加快。所以，每次涂抹外用药之前，用温水热敷一下皮肤，更有利于皮肤对药物的吸收。此外，机械摩擦也能助力皮肤的吸收，所以涂抹药膏时，应该尽可能多用手进行揉擦。

皮肤的吸收功能是经皮给药，如皮内注射、皮下注射、外用药的使用等治疗方法的理论依据。皮肤还能吸收照射到体表的紫外线，在日光的照射下，还可以合成维生素 $D_3$，所以处于生长期的儿童，一定要多晒太阳，以预防佝偻病的发生。

## 六、皮肤参与新陈代谢

皮肤各种组织成分的形成及其生理功能的进行，如角质形成细胞的分裂和分化、毛发和指（趾）甲的生长、色素细胞的形成，以及汗液和皮脂的形成，等等，都需要经过一定的生化过程才能完成，这个过程就是皮肤的新陈代谢。皮肤代谢，涉及水分、电解质、糖类、蛋白质和脂类等。存在于真皮中的水分，不仅是皮肤进行各种生理活动的内环境，而且对整体水分的调节也至关重要。若身体处于脱水状态，皮肤可以提供全身水分的 5%～7%，以补充血液循环中丢失的水分。每天，从皮肤扩散出去的水分，大约为500g，若皮肤有炎症，则水分的蒸发也会加快。皮肤中的电解质，以氯化钠和氯化钾的含量最多，此外还有微量的镁、铜、钙等。葡萄糖和糖原是细胞中的主要糖类，它们能为细胞活性提供能量。正常情况下，表皮的葡萄糖含量大约为血糖的 2/3，糖尿病患者皮肤中的葡萄糖含量高，所以特别容易受到细菌和真菌的侵害，引发感染。表皮细胞的各种蛋白质代谢从基底层就已经开始，随着表皮细胞的逐渐成熟和向上移行，会产生不同种类的蛋白质，如颗粒层的透明角质和角质层的角质蛋白等。皮肤的脂类代谢与表皮细胞的分化及能量供应密切相关。

皮肤细胞具有很强的分裂繁殖与更新代谢的能力。每晚 10 点至次日凌晨 2 点，是皮肤细胞代谢活动最为旺盛的时段，如果在此期间，人处于睡眠状态，对于养颜、养生大有裨益。

皮肤作为人体的一部分，还参与全身的代谢活动。皮肤可以看成是身体的"仓库"，如真皮能贮存大量血液，皮下组织可蓄积大量脂肪。皮肤中含有大量的水分和脂肪，让人看起来丰满、润泽，这些水分可补充血液，多余的水分则被皮肤储存起来。

# 第三章

# 皮肤的保护

生活中的我们，每天都要接触各种物质。从微不足道的细菌，到硕大无朋的巨蟒；从冰天雪地的严寒，到骄阳似火的酷暑；以至于，一针青霉素、一片磺胺药、一小盒药膏……都有可能使皮肤遭罪。完整健康的皮肤，能够让人免遭伤害。皮肤貌似天衣无缝，实则远非无懈可击。一方面，皮肤能高度适应复杂的生理功能向它所提出的多种要求，并圆满完成任务；另一方面，皮肤也要为此付出代价，作出牺牲。皮肤既能忠于职守，尽职尽责地发挥生理作用，但是，从皮肤的结构来讲，其本身又的确有一些先天的缺陷与不足。例如，表皮尽管在遇到"外敌"的时候，处在第一道防线的前沿阵地，但却是皮肤三层当中最薄的一层，而最外面的角质层则更薄；皮肤表面的沟纹尽管具有防卫功能，但也是个藏污纳垢，堆积和藏匿各种有害物质的场所；表皮中最厚的棘层中的细胞之间，以及表皮基底层和真皮之间的联系，远不是我们想象中的"铜墙铁壁"，轻度的外伤，轻微的炎症，细胞的浸润，组织的变性……都足以破坏它们之间的联系，致使棘细胞与表皮、真皮分开，其结果就是，有可能发生水疱，甚至大疱，进而出现糜烂、渗液，使该处的皮肤失去完整性。还有，真皮里的胶原纤维和弹力纤维，是皮肤的骨架，却容易受到年老、结缔组织病，以及日光照射等内外因素的影响，发生变性、萎缩，甚至解体；皮肤中的血管、汗腺、皮脂腺等附属器，经常会受到自主神经功能的影响，失去平衡状态，致使血管变得或松弛或紧张，分泌物或少或多。作为人体主要感觉器官的皮肤，不但要忍受痛觉的折磨，还得承受痒觉的困扰。皮下组织可以看成是人体储存脂肪的"仓库"，但是，如果脂肪积存过多，发展成为肥胖病，不仅干扰、妨碍皮肤分泌汗液、散热等生理功能，还会减少对皮肤浅层的营养补给，况且，因肥胖而形成的大褶皱部位的深沟，还有可能变成微生物和排泄物的安乐窝。尽管在皮肤的结构上，存在以上问题，但是，皮肤和身体本身，具有强大的纠错能力和内稳定潜能。

作为人体最大的器官——皮肤，其功能十分复杂。皮肤与任何器官、组织的直线距离都很近，任何器官的病变都有可能或直接或间接向皮肤反馈信息，甚至激发病变，这就需要对皮肤进行相应的保护。皮肤的保护，不可一概而论，必须依据性别的差异、年龄的特点、身体的不同部位、所处的不同季节，以及所患疾病的不同，采取相应的保护措施。

## 一、新生儿和婴幼儿的皮肤保护

皮肤的保护，必须考虑到年龄的因素。壮年、青年，正处于年富力强的时候，生命力旺盛，皮肤保护相对容易；而新生儿和幼儿的皮肤娇嫩，需要加倍呵护。

童年可以分为 3 个阶段，即新生儿（生下 1 个月内）、婴儿（生下 3 年内）和幼儿。新生儿和婴儿的皮肤相近，只是新生儿更为娇嫩，是标准的"细皮嫩肉"，而婴儿的皮肤已经向成熟阶段迈出了第一步。新生儿、婴幼儿的皮肤与成人相比，薄得很多，外观平坦、细嫩，纹理细腻，极易受到伤害。从比例来讲，小儿的体表面积比成年人要大，散热面更大，耗热量更多，对外界温度的变化反应更为灵敏，同时，吸收面也更大。因此，给小儿使用外用药的时候，一定要考虑到，如果小儿对药物的吸收量过多，很容易发生中毒反应。小儿的皮肤血管系统相当发达，血管网比成年人更接近表皮，加之小儿皮肤结缔组织富含基质，皮肤组织内的含水量也高于成年人，所以，小儿更容易发生急性炎症水肿。

婴幼儿皮肤所具有的这些特点，使得他们即使受到轻微的刺激，也容易被伤害。小儿出汗多时，褶皱部位会变得潮红，甚至糜烂。会阴、臀部，以及股部，由于经常有汗液、尿液和粪便的浸润，容易发炎、感染。

就皮肤附属器来讲，小儿也有许多不同于成年人的特点。新生儿和婴儿的皮脂腺数目多，分泌旺盛。很多新生儿的头皮上，都有一层厚厚的黄痂，实际上相当于成年人的脂溢性皮炎损害。新生儿单位面积的汗腺，尽管远高于成年人，但是，由于小儿的泌汗中枢不成熟，具有分泌功能的汗腺很少，因此，新生儿和早期婴儿的出汗功能极差，热适应能力很弱。到 2 岁半左右，活动性汗腺数量猛增，发汗中枢又常常处于兴奋状态，因此，幼儿期的孩子特别爱出汗，也易伴发汗疹。新生儿皮下脂肪的密度较大，寒冷的季节容易发生硬变，这就是新生儿硬皮病的重要发病机制。

鉴于小儿的皮肤特点，对其进行清洁和保护，要格外细心。

第一，如果小儿皮肤上出现血迹，不可以用纱布，尤其是粗纱布进行揩拭；正确的做法是，用棉球蘸着温热的水，轻轻擦拭。

第二，小儿大便之后，最好用棉球，蘸上消毒油脂，轻拭臀部。

第三，皮肤褶皱部位的清理，最好先用干棉球或者细布、软布，将水分吸走，不可来回摩擦；清洗后，可以扑上滑石粉，以防皮肤潮湿、糜烂。

第四，出生 3～5 天的新生儿，要待脂肪类物质退去之后，再用温水进行清洗。不要给新生儿涂抹油脂类护肤品，以免将毛孔、汗孔堵塞。

第五，小儿的内衣、被单等，要用细软、洁净的棉布，不能用化纤或羊毛类织物，以防过敏。

第六，新生儿头皮上的脂痂，可让其自行脱落，切忌硬揭。必要时，可以涂抹一些植物油，帮助脂痂尽早脱落。脱痂后的皮肤，更要格外加以保护。

## 二、老年人的皮肤保护

老年人的皮肤有 3 个突出的特点，即萎缩、敏感和增生。

人到中年，皮肤即开始萎缩，进入老年期，特别是过了 60 岁以后，皮肤萎缩的情况愈发严重。皮肤萎缩可以波及表皮、真皮和皮下组织。皮肤萎缩的表现是多方面的：皮肤变软、变薄；光泽减退；弹性减小；皮肤干燥起褶，且容易开裂……干燥的皮肤上面布满鳞屑，有如撒上了白色的粉末。由于皮肤变薄，皮下血管清晰可见。老年人的皮肤容易受到伤害，与皮肤萎缩，特别是表皮萎缩有直接的关系。真皮可以看成是皮肤的支架，如果真皮纤维发生萎缩，则真皮里的组织就会失去依托，变得无依无靠，皮肤也就丰满不再；血管由于缺少支撑和保护，特别容易破损、出血，血管的收缩、舒张功能也会受到干扰。这就是老年人的皮肤为什么容易出现紫癜（出血斑点）、容易发冷的原因之所在。

人到老年，皮肤变得敏感，指的是，老年人对内外因素的影响所作出的反应十分强烈。老年人的皮肤容易发痒，除了皮肤干燥，缺少油脂和水分的滋养外，也是敏感使然。临床上，见到许多老年人的背部皮肤并不干燥，却时不时瘙痒难耐，离不开"老头乐"的帮忙。对于疼痛，老年人也比年轻人更加敏感，同样罹患带状疱疹，老年人疼痛的程度比年轻人要严重很多，带状疱疹后遗神经痛的发生率也高得多。

老年人的皮肤不仅有萎缩，还有增生，萎缩与增生并不矛盾，而是相反相成的。这里所说的"增生"，指的是某些组织的过度生长，并非整体。例如，老年人表皮萎缩的同时，额面部却常常出现以表皮增生为主要特征的老年疣；皮脂腺萎缩，皮脂分泌减少的同时，颧、额、鼻部反而能见到老年皮脂腺增生；老年人额头出油、出汗，甚至比年轻人还要多。老年人许多部位出现血管硬化，管腔缩小的同时，血管瘤却到处显现。老年人容易长癌、生瘤，而癌和瘤就属于增生性病变。

依据老年人的生理特点，在实施皮肤保护时，需要特别注意以下几点。

第一，防止各种损伤，尤其是物理性的伤害。天气寒冷，气温下降，老年人要及时添加衣服，穿棉鞋，佩戴好手套、帽子。风吹、日晒和雨淋，都要避免。行路不稳的老年人，或拄上拐杖，或请人搀扶，以防摔倒。老年人如果跌倒，不仅自己饱受皮肉之苦，伤口的愈合也比年轻人困难。

第二，谨防各种刺激。食物、饮料和嗜好品，要谨慎选用，尽量不用，或者减少刺激性食物的饮用，如烟、酒、浓茶、咖啡、辛辣食物、海鲜等，这样才能有效地防止瘙痒症、湿疹、荨麻疹的发生和复发。衣服，尤其是内衣裤，以棉织物为好，因为棉织物能减少对皮肤的刺激；衣服既要保温，也不要过紧，以免妨碍血液的循环。

第三，预防增生损害引起的破溃与恶变。老年人的皮肤增生，一般都是良性的，本身不会破溃，也不会恶变，但是，有些老年人，觉得皮肤损害有碍观瞻，就不自觉地下意识用手抠抓，一些长在面部的增生损害，如老年疣，容易因为刺激引起某种变化；长在背部的老年血管瘤，也可能因为背部瘙痒被抓破，进而发生恶变，这些都是老年皮肤护理不可忽视的问题。

## 三、不同部位的皮肤保护

身体不同部位的皮肤，有各自的特点，保护的方法也不尽相同。

1. **一般部位** 一般部位，指的是躯干部、四肢伸侧。这些部位的皮肤比较平展、厚实，不易受到伤害；即使受到损伤，也有一定的抵抗能力。一般情况下，无须采取特殊的保护措施。

2. **柔细部位** 柔细部位，指的是颈的两侧、四肢屈侧、手足背等柔细部位的皮肤，虽也平展，但较细嫩。皮肤保护应以防刺激、防外伤为主。

**3. 褶皱部位** 褶皱部位，是指腋窝、肘窝、腹股沟、腘窝，以及腰部。运动时，这些部位的皮肤容易相互接触、摩擦，也是藏污纳垢的地方，汗液难以蒸发，易潮湿、糜烂，甚至发生感染。因此，一定要保持这些部位皮肤的清洁、干燥；不要穿过紧的衣裤，以防造成对这些部位的压迫和紧束。

**4. 粗厚部位** 人每天都要用手拿东西，用脚走路。在日常生活中，手和脚会经常与外物接触，并受到外力的作用，由于摩擦，使得手掌和足跖部的皮肤角质层很厚。厚实的角质层，尽管能够缓冲来自外部的力量对手足部皮肤的伤害，但是，这些部位亦是汗腺发达出汗多的地方。

对于手掌和足跖部的皮肤保护，既要针对过于潮湿，也应防止过分干燥。还需提醒一点，由于足跖部角质层厚，受到摩擦、刺激后所出现的水疱，以大疱为主，多深在，且不易被及时察觉。有句话说得好，"鞋子合适不合适，只有脚知道"，所以，选择适合自己脚的鞋、袜，对于跖部的皮肤保护，至关重要。由于足部多汗，汗液又难以蒸发，平时应该穿棉质袜，鞋垫也要选用松软、透气的。脚部，位于身体的最下端，血液循环，特别是静脉回流，比身体的其他地方要差，早上起床时，因为一夜的平卧，足部静脉回流好，脚的容积也小；而到了下午，经过一整天的站立、行走，静脉回流差，局部水分大，脚也会显得肿大。为了不让足部皮肤被鞋子紧束，买鞋，最好选择在下午。

**5. 肢端部位** 肢端部位是指：手指末端、足趾和指（趾）甲。这些部位暴露在外，新陈代谢的能力逐渐降低，血液循环差，皮脂腺分泌减少，皮肤表面细胞更新的时间延长，如果不加以精心保养，容易发生外伤、冻伤、烧烫伤和感染。

每天，手都要接触很多东西，应及时清除手部的污物、灰尘；

寒冷的冬季，要佩戴手套，以防冻疮的发生；经常修剪指（趾）甲，可防止指（趾）缝内积存污垢，若留指（趾）甲，也应将指（趾）甲边缘修饰光滑，并剪成椭圆形，否则过尖的指（趾）甲形状，会削弱指（趾）甲的韧性，且容易发生折断。

## 四、不同季节的皮肤保护

皮肤是人体与外界接触的第一道防线，天气的变化，温度的高低，风雨雷暴的袭击，都是皮肤最先感知。"人以天地之气生，四时之法成"，天热，皮肤舒展，血管扩张，汗出；天寒，皮肤紧张，血管收缩，汗少。正常的温度变化，是不会让皮肤生病的。但是，如果"非其时而有其气"，自然界气候反常，气温过高，或者过低，超出了人体的调节范围，对于完全正常的皮肤，都是一种沉重的负担，而一些病态皮肤，以及适应性差的人，就更容易生病了。

高温天气，血管高度扩张，皮肤只有不停地大量排汗，才能将体内的热量散发出去，此时，表皮角质层的"水化度"（即含水量）明显升高，大皱褶部位的皮肤极易湿烂，痱子、表皮癣，尤其是手足癣、股癣、臀癣等真菌感染性疾病，也会随之出现。高温天气的皮肤保护，一定要把防潮、防感染，作为重中之重，需想尽一切办法，疏导汗液，促其蒸发。

皮肤对低温的耐受力，明显高于高温，抗寒也比抗热更容易一些。绝大多数人，都可以忍受短暂的低温。但是，如果长时间受冻，也会对皮肤产生不利影响。过长时间的低温刺激，有可能出现冻疮、冻伤，还可能诱发或激发一些肢体血管运动障碍性疾病，如雷诺病、肢端发绀症等。

在我国，南方的气温明显高于北方，但是，为什么南方冻疮的发病率反而高于北方呢？这是因为，人虽然有较强的抗低温能力，但是，如果低温和潮湿两种因素叠加，会对皮肤造成更大的伤害。

所以，保护皮肤，既要注重防低温，更要重视防潮。

春秋二季，气候宜人，但是，也有气温多变的时候。正常的皮肤能够适应急骤的温度变化，而病态皮肤的适应能力相对较弱。如多形红斑，易在春秋两季复发；皮肤瘙痒症，多见于秋末冬初。银屑病、湿疹、荨麻疹等，也有类似的情况。所以，对于这类皮肤病患者，在季节更替的时候，要加强皮肤保护，特别要注意防寒。

季节对皮肤的影响不仅仅限于温度、湿度两个方面，许多皮肤病的诱发因素，都会随季节转换而来。夏季，昆虫滋生，虫咬性皮炎多见；冬季，穿上皮毛衣服，会诱发湿疹、接触性皮炎。

## 五、不同体型的人如何保护皮肤

人有胖瘦之分，正常体型，或者稍微偏瘦的人，无须进行特殊的皮肤保护。但是，过胖，或者过瘦，或者过高的人，会遇到一些特殊的问题，也就需要采取相应的保护措施。

胖人最怕过夏天，漂亮的衣服穿不了，稍一活动就汗如雨下！随着大量汗液的排出，胖人身体往往还会散发出一种难闻的味道，令他们痛苦不堪。肥胖者，皮肤的底层，也就是皮下脂肪层很厚，这对散热十分不利；汗腺所分泌的汗液，以及咸汗被分解后所释放出来的臭味，被称为"臭汗症"。胖人的衣着必须宽松、透气，以利于汗液的蒸发。同时还要勤洗澡，勤换衣，以防衣物上滞留汗液，以及皮脂的分解物对皮肤产生的刺激。胖人皮肤还有另外一个特点，那就是四肢的屈侧有大而深的皱褶，原来的正常褶皱，如腹股沟部，也因为肥胖而陷得更深。因此，天热时，胖人要及时清洗并拭干褶皱处，可以撒布一些粉剂以吸潮。由于这些部位很容易被真菌感染，需留意观察，一旦发生感染，要抓紧治疗。如果说一般人的足癣，还可以暂缓观察一段时间，再决定需不需要治疗，怎么治疗；但是，胖人一旦罹患足癣，治疗刻不容缓，因为胖人多湿，而真菌又特别喜欢潮湿的环境。胖人更容易长疖子，在防潮的粉剂中，可以加入一些具有杀菌和抑菌作用的药物，如硼酸等。需要注意的是，当褶皱部的皮肤已经发生湿烂，就不能再用粉剂了，而应该视皮损红烂的程度，改用洗剂或者湿敷。胖人的真皮纤维组织容易发生断裂，出现萎缩纹（亦称膨胀纹）。萎缩纹在女性的腹部、臀部、大腿部，最为明显。胖人要谨防各种外伤，尤其是摩擦损伤，不要滥用外用药，一定遵循医嘱。

瘦人的皮肤保护相对容易一些，需要注意几个问题。其一，由于瘦人的骨关节突出，更易受损，日常生活中，要防止摩擦、撞击。如果是长期卧床不起的患者，更要预防褥疮的发生；其二，瘦人的皮肤更加干燥，应该涂抹具有润肤作用的外用药，以防干裂；其三，瘦人的皮下脂肪层薄，固然散热好，但也容易遭受寒邪的袭击，故在低温季节，应采取措施及早防冻。

身高与护肤没有直接的关系。大个子的人，一般身体较常人更重，足跖部的负荷大，鸡眼、胼胝等发生率也偏高；下肢，特别是大腿部，易出现横膨胀纹。矮个子的人，肢体的骨骼偏短，皮肤的长度、宽度，如果按照比例来讲，更偏大，其结果是，矮个子尽管肢体短小，皮肤却显得臃肿、松弛。

## 六、女性特殊生理状态下的皮肤保护

女性的特殊生理状态，指的是月经期、妊娠期和分娩期这 3 个时期。

月经期间的皮肤保护，应着重于讲究卫生，预防感染。卫生巾应该勤更换；若使用内置式 ob 卫生棉条，则要防止中毒性休克综合征的发生，因为积血、感染等病因，有可能导致皮肤大面积发红，有如红皮病，血压也会明显下降，甚至出现休克；月经期间要保持阴部的清洁，禁房事。经期内，不要盆浴。如患有外阴疾病，如白带过多、滴虫病、外阴瘙痒、尖锐湿疣、股癣等，要积极治疗。有些皮肤病，如痤疮、酒渣鼻、荨麻疹等，可能会在经期复发或加重，也需积极防治。

妊娠期，时间持续长，身体各方面的变化大，孕妇应该注意以下几个问题。其一，由于怀孕，激素水平发生改变，汗腺、皮脂腺分泌旺盛，阴道分泌物较多，孕妇更应勤洗澡，勤洗外阴，勤换内衣裤，以保持体表的清洁，这样做，有助于全身血液的循环，帮助皮肤更好地将体内代谢废物排出体外。孕妇不可坐浴，以免污水流入阴道引起感染。其二，妊娠期间，应经常用温水清洗乳头，洗完后，可以在乳头上涂抹油脂类护肤品，以滋润乳头皮肤，并使其韧性增强。如果乳头内陷，则要在擦洗后，一手紧压乳房，一手将乳头向外轻轻提拉，逐渐矫正。其三，妊娠初期、后期，严禁同房，中期也要严格限制，因为性交容易对外阴皮肤产生不利影响，给微生物的入侵以可乘之机。其四，妊娠期间有可能发生的皮肤病有妊娠瘙痒症、妊娠丘疹性皮炎，以及妊娠疱疹，一旦出现可疑症状，应立即就医，因为这些疾病，不仅仅累及皮肤，还可能危及产妇和胎儿。其五，在保证妊娠期营养充足的同时，要当心食物过敏，对于过敏体质的孕妇尤其要注意。

由于产后和产褥期的妇女，经不起炎症和感染的折磨，保持外阴和乳头的清洁，就显得尤为重要，清洗时要轻柔、细心，严格执行无菌操作。会阴切开后，只能用温和的抗炎抗菌药，如硼酸软膏等，不可涂抹酒精和碘酒类药物，以免产生刺激。

## 七、特殊患者的皮肤保护

1. **中毒患者** 许多化学中毒的患者，都伴有皮肤的损害，如水疱、糜烂、溃疡、坏死以及出血等。这些损害都需要对症治疗。

2. **昏迷患者** 一氧化碳中毒的昏迷患者，常有手掌、足跖的大疱，需及时察觉，并采取相应措施，以防溃破、感染。昏迷患者大多有口腔排出物和大小便失禁，使得口、鼻、眼、外阴、肛门等部位的皮肤保护，成为日常护理的重要内容。昏迷患者不能自己翻身，骨关节皮肤隆突，长时间卧床，特别容易形成褥疮。在对昏迷患者进行输液、鼻饲、吸痰、导尿、灌肠等治疗操作时，都要采取措施对皮肤和黏膜进行格外保护，以免发生感染。

**3. 高热患者** 高热患者常常伴有大量汗出，要帮助他们排汗，促进汗液的蒸发，可以采用冰袋冷敷，酒精擦身，也可以让患者水浴。这些物理降温方法，可以直接通过皮肤达到散热之目的；操作时，动作要轻柔，不能对皮肤造成伤害。

**4. 传染病患者** 传染病患者的皮肤保护，有几个方面的问题需要注意。其一，不少传染病都伴发皮疹，有些皮疹不痛不痒，数量不多，也没有水疱，不化脓，不破溃，这样的皮疹一般无须做特殊处理。泛发性皮疹、瘙痒性皮疹、明显充血性皮疹，多见于麻疹、猩红热患者，外用粉剂或炉甘石洗剂，能保护出疹处的皮肤，还有止痒的作用。伴有破溃性皮损和排出物的传染病，如皮肤结核、麻疹、梅毒，以及某些深部真菌病，除了针对病原菌应用抗菌药以外，局部溃疡处理和周围皮肤的保护也十分重要。其二，有些传染病，尽管本身不出疹或很少出疹，也有皮肤保护的问题，如开放性肺结核患者的痰，可污染、感染口腔和唇部黏膜，引发口腔溃疡性结核；结核性肛瘘和肠结核，与疣状皮肤结核病有病因的相关性；阴道滴虫病，可伴外阴剧烈瘙痒。出现这些症状时，都需要保护好患处及周围皮肤，同时，还要积极治疗相关的疾病。其三，少数慢性传染病，如瘤型麻风（狮面麻风）、皮肤利什曼病（面部多发结节），能够毁容，所以，这些患者不仅需要对皮肤进行保护，还有美容、矫形等问题。其四，日本血吸虫病、钩虫病等寄生虫性传染病，都是因为寄生虫通过皮肤钻入身体而引起的，而对容易受到寄生虫侵害部位的皮肤进行保护，实际上也是对这类疾病所采取的预防措施。其五，除了皮肤病之外，一些外科、眼科、耳鼻喉科、口腔科和妇产科的传染病患者，也有不少皮肤保护的问题，还有炎症性疾病、感染性疾病，特别是有化脓和口腔排出物的区域，都应采取措施，对该处的皮肤加以保护。

**5. 治疗后、手术后患者的皮肤保护** 从最简单的治疗，到最复杂的外科手术，都有皮肤保护的问题。

热敷需防烫伤，冷敷要防冻伤，针眼、刀口处应防感染……这些都是生活的常识。皮肤科有一大类治疗，被称为"破坏性治疗"，如冷冻、激光、腐蚀等。在实施这些治疗时，必须保护好损害周围的皮肤。治疗后，还要仔细观察，看看有无炎症、感染（化脓）、起疱和出血，是否出现溃疡、坏死。即使伤口和创面正常愈合，也有可能出现色素沉着、色素脱失或减少、色素紊乱（不匀）、瘢痕肥厚等等。在涂抹外用药时，不能只关注病变的部位，而忽略四周正常的皮肤。慢性炎症处的皮肤会比较粗糙、肥厚，在使用较高浓度的剥脱剂或还原剂时，稍有不慎，就有可能使周围正常的皮肤受到刺激，致使皮肤发炎，甚至大片脱皮。涂抹在面部黄褐斑上的脱色药，如果搽到正常皮肤上，会出现褪色。倒模面膜，是治疗多种面部皮肤病的新疗法，同样也有皮肤保护的问题。所选用的底药，不能有刺激性、致敏性。模料，即熟石膏的温度要适当，应让患者感到舒适。面部如有急性、亚急性炎症，则不宜采用这种治疗方法，否则，有可能使炎症加重；化脓、溃疡性损害，更不应采用该疗法。

外科手术后的皮肤保护，应着眼于切口的清洁，使之不发炎、不化脓并迅速愈合。手术后，要仔细观察切口处有无缝线、断针、小敷料等异物的存在，是否有瘢痕疙瘩形成。如果是开放性伤口，则需要及时将伤口周围的分泌物清洗掉，以保护四周皮肤不被污染。植皮术后，无论是取皮区，抑或是受皮区的皮肤，都必须保证高度洁净、无菌。打石膏的地方，要密切观察近端有无水肿，远端有无缺血、坏死；石膏附近的皮肤出现瘙痒症状时，应及时外用止痒药，不可将皮肤抓破。

# 八、保护皮肤的具体方法

保护皮肤，最简单、最行之有效的办法就是清洗。洗澡、洗头、洗脸、洗手、洗脚，是我们每天都在做的事情，但是，未必每个人都知道该如何正确清洗，才能真正达到清洁、保护皮肤之目的。

**1. 洗澡** 人只要活着，身体的各个器官、组织，就会永不停歇地进行新陈代谢。皮肤每天都要脱落成千上万个死亡的角化上皮细胞；皮肤表面和汗腺，每天的排水量可以达到 600 ~ 700ml，这还只是看不见、觉不出的隐性出汗；皮脂腺每天都要排出大量油脂。皮脂、水和皮屑这三样东西，与它们的分解物混合在一起，就形成了洗澡时可以搓下来的油垢。当然，油垢中还掺杂着不少来自外界的尘土和污物。这样，皮肤的表面，俨然是一个藏污纳垢的"垃圾场"。垃圾每天必须清除掉，而清除人体皮肤表面垃圾的最好方法就是洗澡。洗澡可以将积汗和污垢洗干净，促进大量汗液的排出，进而保证皮肤有效地对体温进行调节；洗澡能将皮肤表面孔穴、缝隙内的堵塞物洗掉，有利于皮肤呼吸；洗澡还可以让皮肤和肌肉的血液循环加快，使皮肤的各个部分，随之能获得更多的营养。血液循环的加快，还可促进新陈代谢，将乳酸等令人感到疲劳的物质以及其他废物清除掉，使肌肉放松；温度恰当的洗澡水，对皮肤神经有安抚、镇静的作用，有助于止痒、止痛，而身体的其他不适，也会随之消失；如果在浴盆中加入一些辅助治疗的药物，这些药物能够直接经皮吸收，对许多皮肤病大有裨益。

洗澡可以不用肥皂，但必须得用水。洗澡对水质和水温都有一定的要求。水有软硬之分，井水、河水含有多种矿物质，属于硬水，能折断毛发，刺激皮肤，令皮肤干燥、开裂，所以，硬水不适宜洗浴。来自于大自然的雨水、雪水，以及自来水，则属于软水；软水中的矿物质含量极少，不会对皮肤产生刺激，适用于洗澡。假如一时找不到软水，怎么办？可以将硬水软化，方法是：把硬水烧开，使矿物质沉淀；也可以在硬水中加入适量的硼砂，或者小苏打。

从卫生防疫的角度来讲，对洗澡水也是有要求的。首先，水要清洁。有些人误以为洗澡水不喝进肚子，脏一点，无妨。实则不然，用不干净的水洗澡，会刺激皮肤，增加感染的机会。其次，洗澡水最好不含或者少含致敏物质。

水温与洗澡的关系密切。热水浴、冷水浴、温水浴，作用各不相同。温水和热水，能使皮肤的毛细血管扩张，汗孔开放，加速废物的排出。热水和温水的去污能力明显强于冷水。但是，温水、热水的去脂能力也强，易使皮肤干燥。干性皮肤的人，不宜常用热水洗澡。温水浴的水温，应该控制在 35～38℃。冷水，能使皮肤的血管先收缩，再扩张，相当于在给血管做按摩，对血管是一个很好的锻炼。

洗澡需要注意的几个问题。第一，饭后，特别是在饱餐后半小时内，不宜洗澡。由于血液总是朝着最需要它的地方流动，而饭后，是消化道的工作时间，大量血液涌流到消化道，如果在这个时候洗澡，皮肤的血管扩张，本该为消化道效力的血液，会大量回流到皮肤，势必影响消化道的消化与吸收。心脏病、高血压患者，以及中老年人，一定注意，不可在饭后马上洗澡。第二，过于劳累或饥饿时，也不适宜洗澡。劳累时，肌肉张力差，淋浴时站不稳，易摔倒；盆浴时，易滑入浴缸，假如浴缸内的水多，还会呛水，甚至溺水。劳累或者饥饿时，应该稍事休息，或者进食一些东西后，再洗澡。第三，头晕脑涨、心烦意乱、大量饮酒后，不宜洗澡。人在不够清醒的情况下，对环境的反应迟钝，特别容易出现摔倒、碰撞、烫伤，甚至溺水而亡。第四，大病初愈者、精神病患者，洗澡时必须有人陪同。第五，经期妇女不宜盆浴，以防感染。

洗澡间应该保持良好的通风。冬天洗澡，保暖是必要的，但是，不可将门窗紧闭，否则会造成浴室内雾气腾腾，对身体十分不利。洗澡间还要有足够的光亮，不要在暗室内洗澡。多长时间洗一次澡？一次洗多久？不能一概而论，原则上讲，夏天，多油多汗者、青壮年，应当勤洗澡；冬天，皮肤干燥者、老年人，要适当少洗澡。勤洗，1天几次不为多；少洗，10天1次不为少。每次洗澡的时间不宜过长，10～20分钟，足矣，最好不要超过半小时。如果洗澡次数多，则不需要每次都用肥皂或沐浴露，否则，皮肤上的油脂全被洗掉，有可能使皮肤发痒，抵抗力也会随之下降。

冷水浴不适用于所有人，以下几种人不能洗冷水澡。第一，血压过高的人。皮肤一旦接触冷水，血管会急剧收缩，大量血液回流到内脏，有可能使本来就高的血压再度升高，严重者还可能出现脑血管破裂、出血，甚至中风、昏迷、死亡。血压轻度高者，可以洗冷水浴，但需循序渐进，可以先将冷水洒在身体的某些部位，以慢慢适应寒冷的刺激。第二，坐骨神经痛和罹患各种神经痛的患者，不要洗冷水澡，因为神经受到寒冷刺激后，会使疼痛加剧。第三，关节炎、关节痛的患者，不适宜洗冷水澡。第四，寒冷性荨麻疹、冬季瘙痒症等对寒冷过敏的患者，不宜洗冷水澡。这类患者在不发作的时候，想让皮肤适应寒冷，可采取逐渐降温法，即：先洗热水澡，再改为温水，再一步步将水温降至相当低，又不发病为止。冷水浴在时间上也有要求，在比较寒冷的地区，应该从夏季开始，不能在还没有习惯冷水浴的情况下，突然在寒冷的季节开始。就一天来讲，早晨起床后，洗冷水浴比较好，因为经过一夜的睡眠，身体有足够的能力应对寒冷的刺激，而冷水的刺激又可以消除睡醒后的神经抑制状态，使人精神振作，神清气爽。晚上，人比较疲倦，机体的适应能力相对较差，如果令身体骤然受冻，自身难以产生较多的热量，还有可能因此而生病，所以，冷水浴不宜在晚间进行。此外，临餐前、饥饿时、刚刚吃过饭，也不宜洗冷水浴。

**2. 颜面皮肤的护理** 在人与人相互交往的过程中，首先看到的是对方的面部。面部皮肤的状况，往往成为识别一个人的重要外部特征。损容性皮肤病，带给患者的痛苦，可能不仅仅是疾病本身，而是受损的容貌所造成的严重精神创伤！有人说，"皮肤是一件永不褪色的时装"，这句话有一定的道理。保养皮肤，不仅仅为了减龄、显年轻，也是一种积极、优雅的生活态度，一种精致的生活，一种快乐自己的心态。

颜面皮肤的保养，比身体的其他部位更为复杂、困难，这是因为，无论是炎炎夏日，还是隆冬季节，面部总是暴露在外，特别容易遭受外界诸多有害因素的侵袭。化脓性皮肤病、表浅皮肤真菌病、日光疹、痤疮、酒渣鼻、红斑狼疮等，都长在脸上，或者，主要长在脸上。接触性皮炎、湿疹等过敏性皮肤病，颜面也是好发部位。如此重要而又特别容易受到伤害的面部，当然需要加倍呵护，精心保养。好在，保护五官的面部皮肤，尽管细嫩，但却灵敏，对于不良刺激，能迅速作出反应。况且，面部丰富的皮脂分泌物，既能润滑皮肤，又可抵御外敌；面部血管纵横交错，供血充分，也有利于皮肤的保护。

颜面皮脂腺分泌旺盛，又暴露在外，各种外界刺激物、致敏物和污染物附着于面部，所以，清洗和保护，十分重要。一般而言，夏天，3～4小时就应该清洗1次；冬季，每天清洗2～3次比较合适。皮肤油腻，或者面部污物易聚集者，则需要更多次地清洗。当然，每天洗脸多少次，要因人而异，如果洗得太勤，致使皮肤干燥，或者引发皮炎，就要减少清洗的次数。

洗脸要不要打肥皂？也不能一概而论。皮肤干燥者，不必每次洗脸都用肥皂，甚至可以只用清水洗；而皮肤油腻者，用去脂性能强的硫黄皂为好；中性皮肤，每天用1次香皂洗脸就可以了。任何情况下，都不能用洗衣皂洗脸，因为碱性太强的洗衣皂，容易损伤皮肤。此外，已经用习惯的香皂，不要轻易更换，因为另一种香皂中的香料、颜料（色素），有可能使皮肤发生过敏反应。

洗脸要用软水，如果一时找不到软水，也要将硬水烧开后再用，否则易使皮肤干燥、过敏。不少人都有这样的疑问：用热水洗脸，还是用冷水洗脸？哪种方法更好？其实，冷、热水洗脸，各有利弊。温水、热水，能溶解皮脂，令血管扩张，皮肤松弛，汗腺管口开放，有助于体内代谢废物的排出，去污效果好，更适用于油性皮肤。冷水洗脸，一直是一个热门话题，有些美容专家认为，冷水洗脸好处多多。长期用冷水洗脸，可使皮肤持久光滑、滋润；居住在寒带的居民，经常用雪水洗脸，面部皮肤看起来白皙、光洁、柔嫩；冷水洗脸还能增强机体的耐寒力，刺激神经，令人神清气爽，容光焕发。冬季用冷水洗脸，还可以有效地防止面部、手部冻伤、冻疮的发生，大大降低伤风、感冒的发病率，减少呼吸道感染。对于支气管炎、扁桃体炎、上呼吸道感染的易感人群，冷水洗脸也是益处多多。寒冬时节，一些人对异物刺激面部，感觉迟钝，也就不会采取相应的预防措施，如果常用冷水摩擦面部，可保持面部皮肤的敏感性。冷水洗脸时，皮肤的毛细血管收缩，$1 \sim 2$分钟后，又会出现放射性充血，这样，血液循环、新陈代谢，随之加速，也就同时增加了皮肤、组织的营养补给。但是，如果面部长时间与外界冷空气接触，皮肤的浅层毛细血管总是处于收缩状态，血液温度偏低，则会影响皮肤的血液供应，使人感到面部麻木，神经过敏。

颜面皮肤护理，除了科学洗脸外，还有一些问题需要加以注意。蜚声西方的一位美国美容师雷奎特（Riquette）女士，提出了面部皮肤护理的原则，特别具有实用价值，值得借鉴。第一，进行皮肤护理治疗操作时，要用手指、纯白纤维纸，或者棉球。有色纸，或印刷纸里的油墨，可能刺激皮肤。第二，切勿用粗质的纱布，或棉布擦脸。粗布纤维会使柔软的皮肤剥脱；棉布上残留的洗涤剂、漂白剂和软化剂，有可能对面部皮肤造成伤害。第三，由于卫生纸粗糙，有些含有香水和除味剂，不可用卫生纸拭面。第四，不要用身体除味专用皂洗脸。这类肥皂能杀灭对人体有益的和有害的所有细菌，而将皮肤的酸性罩膜破坏掉，为有害物质的长驱直入打开方便之门。第五，在面部涂抹任何化妆品，无论是清洁剂、润肤剂、调色剂，还是美容剂时，动作一定要轻柔，并做圆周运动，向上朝外，指向发线。第六，额部使用清洁剂时，要尽量按揉到发线。第七，早晨要先做皮肤护理，再洗头发，以保证能够将发线周围，以及头发上的清洁剂，彻底冲洗掉。第八，切勿用热水冲脸，热水会使毛囊皮脂腺开口部膨隆，变成红色小球体。想要去除这些小疙瘩，可以用双手指轻拍面部。第九，调色剂的涂抹方法：用洁净的白棉球蘸上药液，涂在刚刚洗净的面部。向上向外，将调色剂搓揉到整个面部；也可以用喷雾器喷洒后，再用棉球涂匀。第十，面部不能涂擦酒精类的刺激物，以免损伤皮肤。第十一，每次洁面后，都要保持面部皮肤的湿润，老少皆要如此，因为皮肤老化，并非缺"油"，而是缺"水"。

**3. 头皮和头发的护理** 用"皮之不存，毛将焉附"这则成语，形容头皮与头发的关系，再贴切不过了。头皮如同土壤，头发就像土壤里长出来的植物，二者相互依存。头皮上的毛囊，是头发进行新陈代谢的场所；头皮为头发的生长提供必需的养分和水分；头皮时时刻刻护卫着头颅和颅内珍藏的宝物——大脑。同时，头发也护卫着头皮和颅骨。对头皮和头发的保护，比身体其他部位的皮肤保护要复杂得多，涉及洗头、梳头和理发3个重要环节。

（1）洗头：大家可能都有这样的体会，几天不洗头，人看起来蓬头垢面，无精打采，头发油腻，头皮瘙痒，干什么都提不起精神；把头发洗干净之后，立马神清气爽，一身轻松。洗头，首先是为了头皮和毛发的清洁。经常洗头，能够将头发上堆积的尘埃、污垢和油脂洗掉，可大大减少头发受损的概率。若头发长时间得不到清洗，发丝的角质蛋白就会被侵蚀，导致发丝变得脆弱、分叉；头发上的油垢，还可能增加发丝之间的相互摩擦，致使头发失去原有的光泽，显得暗淡。从护发的角度来说，油污将发丝上的灰尘和杂质黏住，会增加发丝的负担，致使毛囊堵塞，发丝呼吸不利，严重者还有可能引发毛囊炎。油腻的头发，也是滋生细菌的土壤；长时间不洗发，头皮上布满糠状皮屑，头皮瘙痒难耐，用手挠抓，不仅有可能将头皮挠破，继发感染，还容易造成头发的脱落。由于头皮上油、汗的分泌量比身体其他部位要多，而头发的存在，又使这些分泌物，连同头皮上脱落的头皮屑和污物、尘埃等，聚集于发丛，不易被清除。所以，定期洗头，是保持头皮洁净的第一要务，从某种程度上来说，洗头比洗澡更重要。

怎样洗头才科学？

其一，洗头不要太勤。很多人喜欢天天洗头，其实，这样做也是不科学的，因为洗头过于频繁，会把皮脂腺分泌的油脂彻底洗掉，头皮和头发就会失去天然的保护膜，反而对头发的健康不利。最佳的洗头频率是每周洗 3~4 次。夏天，出汗多，出油多，可以适当多洗；冬天，皮肤干，头皮屑出得少，要少洗头。

其二，在洗头之前，最好先用梳子将头发梳通、理顺，这样可以减少洗头时的脱发量。洗头使用中性洗发液、洗发膏比较好，最好不用碱性肥皂，更不能用洗衣粉，或者碱粉洗头，因为碱性大的洗涤剂，使头皮的油脂大量丢失，而头皮过于干燥，头发焦枯，又会刺激头皮上皮细胞的角化，进而产生更多的头皮屑；碱性过大的洗发液，还会令发质变脆，头发容易折断。洗头过程中，洗发水在头皮上停留的时间最好不超过 5 分钟，需要多冲洗几遍，才能将洗发水彻底冲洗干净。

其三，洗头水的温度要适宜，太冷，或者太热都不行，将水温控制在 30~38℃为好。如果水温过低，则无法将皮脂、污垢清洗干净；水温过热，又会破坏头发的蛋白质，使头发失去弹性和光泽，还会刺激皮脂腺的过盛分泌。

其四，洗头时不要用指甲使劲抓挠头皮，应该用指腹，或者用手掌轻轻揉洗，反复揉搓，这种机械运动，能够促进头皮的血液循环，有利于头发的生长。如果用手指甲抓挠头皮，很可能将头皮抓伤。民间有一种说法是错误的，那就是，头皮越痒，越要用力抓挠；其实，越抓，头皮层分泌的油脂反而越多，对头皮的伤害更加严重。

其五，洗头的时候适量用些护发素，可以对头发起到保护作用。需要注意的是，最好用凉水将护发素冲洗干净，一定不要用过热的水，这样才能使头发更加富有光泽和弹性。由于护发素本来就容易造成头发油腻，所以，油性头发的人，护发素的用量要少。头发干燥者，可以在洗头后，涂上发乳或者发油，以使干燥的头发得到滋养；头发及头皮多脂者，可外用具有收敛、祛脂作用的毛发酊。

其六，洗完头以后，需及时将头发上的水分擦干，特别是在晚上睡觉前洗头，一定要等头发完全干了之后，再上床睡觉，否则，有可能引起头痛等身体不适。

其七，洗完头发以后，要用梳子将头发梳通，这样不仅可使发根得到充分的营养，减少脱发，还能消除大脑疲劳，提高睡眠质量。梳头时，最好使用宽齿梳子，以防止或减少头发打结。

（2）梳头：梳头兼有清洁头皮和头部按摩之作用。每天用梳子梳头，不仅能将头发理顺，让人看起来容光焕发，还有助于将毛发中的养分从发根运送至发尖。中医认为，经络遍布全身，气血通达周身，这些经络直接或间接汇聚于头部；头为"诸阳之首"，"诸阳所会，百脉相通"。人体的重要经脉和40余个大小穴位，以及10余处特殊刺激区，均聚于头部。经常用梳子梳理头发，能疏通经络，活血化瘀，改善头发的营养。研究表明，梳头时，梳齿与头发频繁地接触、摩擦，头皮末梢神经受到刺激后，会产生电感应，通过大脑皮质，可使头部神经舒展、松弛，有利于中枢神经的调节，加速血液循环，改善和增强对头皮及脑细胞的血氧供应，消除大脑疲劳，增强记忆力，从而延缓大脑的衰老。中医认为，"不通则痛，通则不痛"，梳头能通络活血。当头皮受到按摩刺激后，所产生的生物电流，可经过皮肤直达骨膜，解除血管痉挛，令血流通畅，疼痛顿失。对于肌肉紧张性头痛、神经性头痛、偏头痛、三叉神经痛、高血压头痛、神经衰弱头痛，梳头都能起到良好的辅助治疗作用。梳头时的温和刺激，通过神经反射作用，可促进头部血液循环，满足头皮及毛发的血氧需求，为头发的生长提供支持，加快细胞的新陈代谢，使头发变得乌黑光润，秀发飘逸。当然，梳头作为保养美发不可或缺的日常功课之一，还可以去除头皮及头发上的浮皮、脏物、污垢、皮脂腺和汗腺的分泌物，以及夹杂在其中的微生物，使头部保持清洁，促进头部的皮脂腺分泌。

梳头有诸多好处，那么，怎样梳头才合理呢？

首先，梳子必须干净，需要经常清洗，提倡一个人用一把梳子。第二，梳子的齿和缝，不能过稀，也不要过密。过稀，不能将头发理顺，头皮屑也容易"漏网"；过密，则梳理费力，还容易将头发扯断。第三，梳头宜在每天早晚进行，每次 5 ~ 10 分钟。第四，有一种手指梳头法，简便易行，值得提倡。手指梳头法有按摩头皮之功效，能通畅气血，光泽头皮，防脱发、白发。古书云："能常行之，发不落而生"，"千过梳头，发不白"。"手指梳头法"的具体做法：每日早、午、晚运动或锻炼后，以双手十指，自额发际开始，由前向后梳头至后发际，动作要缓慢柔和，边梳边揉搓头皮，每次 10 分钟左右。

（3）理发：行走在大街上，各式各样理发店的招牌随处可见，很多人已经将定时"理个发"，当成一种生活的常态。理发，看似简单，实则蕴含着很多生活的学问。理发具有多重功用，实际上包含了头皮、头发清洁的每一个环节。如果再将染发和烫发考虑进去，理发还兼有美容的功效。

假如我们仔细观察一下自己的头发，就会发现，没有两根是等长的，这是因为，每一根头发的生长速度都是不一样的，长时间不剪头发，头发长短不一，还会分叉，很影响一个人的形象。此外，人的身体始终处于一种平衡状态，才不会生病，如果头发过长，则会影响头部皮肤的呼吸和代谢；头皮出油过多，还会引起发脂代谢紊乱，致使有害物质难以排出，留存在头皮上的油污，很容易将毛孔堵塞。头发是长在头皮毛囊里的，毛囊为头发提供养分，假如长时间不理发，头发得不到清洁，毛囊被油脂覆盖，毛囊受损，头发如同浸泡在油里，很难长出新发，脱发也会随之出现。

理发，不仅能促进头发的健康生长，还有利于头皮的健康；通过理发，可以修剪掉分叉的头发，保持头发的活力。根据自己的喜好和脸型，更换一种适合自己的发型，偶尔再尝试一下新的发型，能让人顿时感觉容光焕发，换一种心情。

理发时应该注意的几个问题：

第一，头发留得过长，固然不好，但是把头发剃光，让头皮充分暴露，头发也就失去了对头皮的保护，所以，如果没有特殊情况，最好不要剃光头。第二，理发工具一定要消毒。这不仅是为了预防头皮、头发受到各种真菌和化脓菌的感染，也是为了预防某些病毒，如乙肝病毒、艾滋病病毒的侵袭。理发时，头皮上留下的微小伤口，都有可能成为感染的窗口。所以，建议大家一定去正规的理发店理发。第三，如果患有急性、亚急性炎症，头皮上有红斑、水肿、水疱、糜烂、渗液时，不能理发。

如今，很多人都喜欢染发、焗油，老年人为了减龄，看起来更显年轻；年轻人焗一款适合自己的头发，能增加美感，彰显时尚。但是，有些人对染发剂过敏，"染发皮炎"在临床上常常见到。一旦头皮发炎，治疗起来相当困难。所以，过敏体质的人，染发需要格外小心，最好在染发前对染发液做个皮试。方法：染发前1～2天，在染发者耳后的皮肤上，涂抹上少量染发剂，如果没有发生瘙痒，也未见到红疹，说明可以使用这款染发剂。

烫发在当今也已经成为改变形象，对"美"的追求的一种手段。烫发能够增加发量的厚度，让缺乏弹性的头发灵动起来，使人显得更有活力，更加洒脱。烫发的原理：利用药水中的硫代乙醇酸与头发中的胱氨酸发生化学反应，使头发卷曲，再加以固定，定型。冷烫后的头发，柔润、光亮，富有弹性，蓬松自然，弯曲度大，发型持久。但是，有一些人对冷烫液过敏，故过敏体质的人，在烫发前，也需要做个皮试，以确定能否烫发。

**4. 指（趾）甲的保护** 指甲和趾甲，尽管十分坚硬、结实，不像头发那样，一扯就断，但由于所处的位置比较特殊，使得它们特别容易受到伤害；外界的种种刺激，都有可能令指（趾）甲变形、变脆，失去光泽。指甲、趾甲除了分别保护手指、足趾外，还有一个重要的功能，就是美容。俗话说，"手是女性的第二张脸"。古代多少文人墨客，曾经为玉手写过诗篇，一双芊芊玉手，令人着迷。女人的双手非常富有吸引力，而指甲是手指的一部分，时尚漂亮的指甲，能增添女人的柔美气质，自信心也会因漂亮的指甲得到提升。

完美的指（趾）甲，应该拥有正常的形状、颜色（包括光泽）和质地。指（趾）甲的色泽及光滑度，可以在一定程度上反映出一个人的健康状况。贫血的人，指（趾）甲发白；瘀血的人，指（趾）甲发紫。临床上，医师常常用手按压患者的指（趾）甲，看看甲下微血管的反应，以对患者的血液循环状况作出大体判断。

指（趾）甲有 3 处特别容易受伤，即指（趾）甲游离缘（最前端）、甲皱襞 [ 指（趾）甲两边的缝隙和皮嵴 ]，以及甲小皮（半月弧影后方的一小条角质皮）；这三处，在日常生活中，需要格外加以精心保护。指（趾）甲要经常修剪，但不能剪得太短，可大致沿着指（趾）甲前端发红、发白的界线来剪，假如指甲剪得太短，在用手做事情时，甲床特别容易受到伤害。指（趾）甲过短，指（趾）头前段的软组织没有指（趾）甲覆盖，指（趾）甲的尖端就会向里生长，严重时还可能诱发甲沟炎；没有指甲覆盖的手指，会受到真菌的侵害。指（趾）甲也不能留得过长，否则，甲下藏污纳垢，有可能成为滋生细菌的温床，还容易断裂。如果出现逆剥（俗称"倒刺"），绝不能用手生拉硬扯，而应该用小剪刀将倒刺齐根剪断。有些人习惯性地喜欢用嘴啃咬指甲，这是一个坏习惯，一定要戒除！

怎样剪指（趾）甲才科学？

正确剪指（趾）甲的方法：先剪中间，再修两边，这样易于掌控修剪的尺度，避免把边角剪得过深。否则，新长出来的指（趾）甲，很容易嵌入软组织内，成为嵌甲，造成指（趾）甲周围皮肤的损伤，甚至出现皮下组织化脓性感染，还可能引发其他炎症。修剪指（趾）甲时，要平着剪，不要将指甲刀硬塞进指（趾）甲缝里；如果指（趾）甲有尖角，应该把这些尖角修圆。在修剪大趾甲两侧，尤其是内侧时，不要剪得太深，如果大趾甲两侧剪得过深，趾甲就越往深处长，造成嵌甲，既疼痛，又容易发炎、感染。

指（趾）甲多长时间修剪一次比较合理？

指（趾）甲，从甲根长到甲前极，一般需要 2.5～3.5 个月。但是，指（趾）甲的生长速度与年龄和身体的健康状况密切相关，儿童的指（趾）甲要比老年人生长快 2～4 倍。人的指甲，以平均每周 0.7mm 的速度生长，1 周剪 1 次为好；趾甲的生长速度相对慢一些，可以 1 个月剪 1～2 次。剪指（趾）甲时，指（趾）甲末端要与指（趾）头顶部齐平，或者指（趾）甲略长一些，留出一小条白边即可。剪指甲的同时，还可以做些简单的手部和指部按摩，以促进手指的血液循环，使指甲的养分更加充足。修剪完指（趾）甲之后，可以涂抹一些护甲的营养油，以保持指（趾）甲的光亮、坚韧。

指甲的清洁亦不容忽略，洗手时，需同时将指甲清洗干净。方法：将手指聚合成团，打上肥皂，在手心上反复搓擦，然后用流动水冲洗干净。如果甲缝藏有污物，可以用牙签将污物剔除，但不能插入太深，以免伤到甲床。不要抠脚，甲癣大部分都是由抠脚传染而来。

如果发现指（趾）甲边缘发红、发烫，手指（足趾）疼痛，很可能患上了甲沟炎，此时采用热敷、涂药等方法，可以缓解甲沟炎的症状；当指（趾）甲出现发红、疼痛等症状时，可以涂抹75%的酒精或碘酊，再佐以清热解毒的中药，炎症一般都可自行好转或消退。如果甲沟炎没有得到及时治疗，出现脓肿时，则需要去医院，让医师在甲沟旁切开引流。甲根处的脓肿，难以充分引流，需要分离拔除一部分，甚至全片指（趾）甲。甲沟炎患者，不要涂抹红药水或紫药水，因为这两种外用药副作用大，还有致癌的危险，临床上已禁止使用。

指（趾）甲主要是由蛋白质和钙元素构成的。如果指（趾）甲出现易碎、易剥落等情况，很可能是身体缺铁、缺钙，或者食物中缺乏蛋白质所导致的；也有可能是肾功能受损，血液循环差引起的。日常生活中，应多吃含钙量高的食物。过分干燥，也会使指（趾）甲变脆、易碎，建议每天早晨或者晚上，最好使用润甲乳剂，对指（趾）甲实施按摩、保养。

## 第四章

# 皮肤病发生的原因及其加重因素

不知道大家注意到没有，在我们周围，得皮肤病的人越来越多了，各个医院的皮肤科门诊总是人满为患。人们不禁要问：现在的卫生条件越来越好了，每天无数次地洗手，隔几天就洗澡，碗筷用消毒水消毒，怎么还是不能阻止皮肤病的发生呢？临床上也发现，皮肤病患者不仅越来越多，而且年轻化的趋势十分明显。那么，到底是哪些原因让人罹患皮肤病呢？

所谓"皮肤病"，通俗地讲，就是皮肤出问题了，是发生在皮肤和皮肤附属器疾病的总称。用学术语言来解释，皮肤病就是：在内外因素的影响下，皮肤的形态、结构和功能发生病理性改变，并出现相应的临床表现。皮肤病种类繁多，一些内脏器官所发生的疾病，也有可能在皮肤上显现出来。

多数皮肤病患者的病情较轻，对身体健康不会构成威胁。但少数患者，病情严重，有的还有可能危及生命。临床上在接诊皮肤病患者时，医师首先要辨识"皮疹"，同时还要结合一些特殊的检查，如斑贴试验、真菌检查、组织学检查和实验室化验等，才能找出令皮肤生病的原因。搞清楚病因，明确诊断，是确定合理治疗方案的关键所在。

很多原因都可能让皮肤生病，一些感染因素所引发的皮肤病，如麻风、疥疮、真菌病、皮肤细菌感染等，不但影响患者的身体健康，还可能引发社会恐慌，这类患者常常因此受到周遭人的歧视。

皮肤病大体上可以分为两大类——感染性皮肤病和非感染性皮肤病。让皮肤生病的原因十分复杂，概括起来，可以分为三大类——内因、外因和其他原因。

# 一、皮肤病发生的原因

## 1. 内因

（1）遗传因素：有些皮肤病有遗传倾向，如鱼鳞病、白化病、家族性良性慢性天疱疮、毛囊角化病、大疱性表皮松解症、着色性干皮病，以及肠病性肢端皮炎等。

（2）胎传：有些皮肤病如果母亲得了，有可能胎传给下一代，医学上也叫作"垂直传播"，如梅毒。

（3）代谢障碍：脂质代谢障碍可引起黄色瘤；蛋白质和脂质代谢障碍，会引发皮肤淀粉样变性。

（4）内分泌紊乱：在库欣综合征中，因肾上腺皮质功能亢进，可发生痤疮、多毛、萎缩纹，以及满月脸；甲状腺功能减退，会出现皮肤黏膜水肿；妊娠时，有可能发生妊娠疱疹、黄褐斑。

（5）精神因素：精神因素可诱发或加重某些皮肤病。如多汗症、胆碱能性荨麻疹、人为性皮炎等，这些疾病都与精神因素密切相关。精神紧张还可引起斑秃、神经性皮炎。

（6）病灶及内脏疾病：感染性病灶可诱发湿疹、荨麻疹，以及多形红斑；糖尿病患者常伴发瘙痒症及类脂质渐进性坏死等疾病；内脏恶性肿瘤可伴发天疱疮、皮肌炎、扁平苔藓、黑棘皮病等皮肤病。

（7）免疫障碍：机体免疫系统对入侵的异物可呈现反应性增高，如变态反应；也有可能呈现反应不足，如免疫缺陷病。免疫缺陷病，多以综合征形式出现，皮肤表现为：反复发作、难以治愈的细菌、念珠菌及病毒感染等。

## 2. 外因

（1）植物性原因：接触或食用某些植物，有可能引起皮肤病的发生。如由漆树引发的漆疮；灰菜、苋菜、芹菜引发的植物日光性皮炎。

（2）动物性原因：疥虫、隐翅虫、毛虫、螨类等，均可导致皮肤病的出现。夏季，蚊虫、隐翅虫的叮咬，可引起虫咬皮炎；桑毛虫的毒毛能引发皮炎；寄生虫可引发猪囊虫病。

（3）微生物引起的皮肤病：微生物是引发皮肤病的重要原因。球菌可引起疖、毛囊炎、痈、丹毒以及脓疱疮等；杆菌可引发麻风、皮肤结核。病毒可引起扁平疣、寻常疣、传染性软疣、带状疱疹，以及单纯疱疹。梅毒螺旋体可引发梅毒。真菌能引发各种浅部和深部的真菌病，如足癣、股癣和灰指甲。

（4）物理性因素：摩擦、光照、温度的变化，以及长期卧床的压迫等物理性因素，有可能导致皮肤病的发生。胼胝和鸡眼，就是在行走过程中，脚与鞋长时间摩擦引起的；日光的照射，有可能引起多形性日光疹；天气寒冷，易发生冻疮；夏季的高温，易发生痱子；放射线的照射，会引起放射性皮炎；长期卧床的患者，容易发生压疮（褥疮）；接触沥青之后，再暴露于日光下，可发生沥青皮炎。

（5）化学性因素：长期接触化学物质的化工厂工人、接触染料的洗染工，以及美容师、美发师，特别容易罹患接触性皮炎。

**3. 其他原因** 皮肤病的发生，除了内因、外因之外，还可能受以下因素的影响，我们姑且将这些因素称之为"其他原因"。

（1）年龄：很多皮肤病的发生与年龄有一定相关性。研究表明，某些疾病比较倾向于发生在某些年龄组。例如，新生儿期，可发生新生儿硬肿病，以及新生儿剥脱性皮炎；婴儿期，易发生婴儿湿疹、大疱性表皮松解症；幼儿期，可发生寻常型鱼鳞病、着色性干皮病、特应性皮炎、泛发性肥大细胞增多症（色素性荨麻疹），以及面部单纯糠疹；处于青春期的年轻人，容易得寻常痤疮、脂溢性皮炎，以及其他皮脂腺疾病；中年以上到老年，易发生角化病、天疱疮、大疱性类天疱疮、皮肤癌、皮肤瘙痒症，以及带状疱疹后遗神经痛。

（2）性别：一些皮肤病，与性别有一定的关联性。红斑狼疮、结节性红斑、面部季节性皮炎、泛发性硬皮病，女性易得；而痤疮、早秃、脂溢性脱发，则对男性"情有独钟"。须疮，发生于男性；妊娠纹及月经疹，只见于女性。

（3）气候与季节：一些皮肤病与季节相关。多形红斑、玫瑰糠疹，易发生在春、秋季节；冻疮，易发生在冬季寒冷又潮湿的地方；湿疹、大多数银屑病，冬季加重；在夏季，脓疱疮、足癣、痤疮、毛囊炎等感染性皮肤病多见。

（4）职业：一些皮肤病与患者所从事的职业密切相关。稻农中发生浸渍擦烂型皮炎为多；职业性电光性皮炎，多见于电焊工人；演员易发油彩皮炎；接触煤焦沥青的工人所得的皮炎，被直接命名为"职业性光敏感性皮炎"。

（5）个人卫生：有些人片面地以为，勤洗澡就能避免皮肤病的发生，其实，洗澡过多，反而会让皮肤失去皮脂的滋润，变得越来越痒。老年人，或皮肤干燥者，如果过多洗浴，易发生皮肤瘙痒症、干性湿疹；卫生状况差，洗浴困难的人，容易罹患感染性皮肤病。

（6）地理因素：一些过敏性皮肤病，与所处的地理环境有关，有明显地域性。在中国北方，柳絮飘飞的季节，面部皮炎的发生率明显增高；在南方，处在温热潮湿的环境中，容易发生感染性疾病。

（7）社会因素：一些疾病的传播，与社会因素密切相关。这些因素包括就医条件、经济状况、营养状况，以及社会的文明程度。研究发现，发达国家，过敏性皮肤病常见；而在发展中国家，感染性疾病更多。

（8）种族：不同人种，由于饮食习惯的差异，居住环境的不同，所患疾病也不一样。黑色人种，很少发生光照性皮肤病，银屑病的发病率也低。白色人种，大汗腺及皮脂腺比黄种人多，大汗腺发病率比较高；白种人，皮肤色素少，皮肤癌的发病率高，且皮肤更易于老化。受饮食习惯的影响，有些人种皮脂分泌旺盛，容易出现痤疮、脂溢性脱发和腋臭。

（9）生活方式：当然，皮肤病的发生还与生活方式密切相关。随着生活节奏的加快，现代人的压力越来越大。应激式的紧张生活，致使自身免疫力急剧下降；一些年轻人没时间做饭，把"吃快餐""叫外卖"当作生活的常态，致使多盐、多糖、多脂肪的食物摄入量过多，营养结构极不合理；有的人经常酗酒，每天大量吸烟……这些都会让人在不知不觉中罹患皮肤病，出现脱发、痤疮、肤色暗沉等一系列表现。

## 二、皮肤病加重的因素

临床上常常见到一些皮肤病患者，经过治疗，逐渐好转，或者趋于痊愈，或者处于静止状态，但是，再来复诊的时候，却明显加重了。是什么原因让这些患者的皮肤病加重呢？

**1. 热水烫**　"痒"在皮肤病中最为常见。"痒"可局限于身体的某一部分，亦可泛发全身。有些人得了皮肤病之后，奇痒难忍，就用热水反复烫洗患处，这样做的结果，虽然可以解一时之"痒"，但却往往使病情恶化，特别是一些急性湿疹皮炎，皮损被烫洗后，致使毛细血管更加扩张，糜烂渗出更为严重。

**2. 搔抓**　一些瘙痒性皮肤病，如神经性皮炎、湿疹等，因患者反复搔抓，使皮损变得肥厚、粗糙，而增厚的皮损，反过来使瘙痒进一步加重；经过反复抓挠，患者的皮肤常常是抓痕累累，由此形成了愈抓愈痒、愈痒愈抓的恶性循环。反复搔抓，不但使疾病经久不愈，还可能出现毛囊炎、疖肿等继发感染。一些感染性皮肤病，如脓疱疮、扁平疣，以及传染性软疣等，还有可能因反复搔抓，不断蔓延，进一步发展。

此外，银屑病有可能因为搔抓而发生"同形反应"，使皮疹更多，病情加重。

**3. 肥皂洗** 一些皮肤病患者，常常因为使用肥皂，使病情恶化。老年性皮肤瘙痒症，以及冬季瘙痒症患者，皮肤本来就缺乏皮脂腺的滋润，大量使用肥皂后，皮肤愈发干燥，瘙痒也会随之加重。

**4. 饮食不适** 一些过敏性皮肤病患者，常常因为没有忌口，食用了刺激性食物，如酒、辣椒、葱、蒜等，或者吃了腥发之物，如鱼、虾、羊肉等，使得病情加重。

**5. 用药不当** 有些皮肤病，特别是处于急性期的患者，有可能因为外用刺激性过强的药物，使病情恶化。

**6. 日晒** 像皮炎、湿疹等皮肤病，常常因为强烈的日晒而加重。

## 第五章

# 皮肤病的预防

"预防为主"，是我国卫生工作的四大方针之一。积极做好皮肤病的预防，对于控制、减少，以至于消灭某些皮肤病，意义重大。

皮肤病的预防，要根据疾病发生的原因、性质以及预后等不同情况，采取相应的措施。预防皮肤病的方法，多种多样，这里仅叙述一般原则。

## 一、保持皮肤清洁

只有清洁的皮肤，才能保持汗腺和皮脂腺的畅通；抵御细菌对皮肤的侵袭，促进皮肤的新陈代谢，增强皮肤的吸收能力。皮肤的清洁卫生，对于预防皮肤病的发生十分重要。有些皮肤病好发于皮肤褶皱的部位，如腋下、肛门附近、会阴部，以及女性乳房下、婴儿的颈部，这些部位要常用温水进行洗涤、淋浴。在汗液分泌过多的炎热夏季，或者皮肤上有尘埃附着，或者污垢过多时，一定要对皮肤进行彻底清洗。汗液的分泌，能够帮助人体散发热量，柔化表皮角质层，使体内的代谢废物排出。但是，如果汗液过多，或者皮肤过于污秽，特别容易成为繁殖细菌的温床，令皮肤生病。清洗时，水温以 35～38℃为宜，将皮肤清洗干净之后，可以撒扑一些细腻的粉剂，如滑石粉、爽身粉等；或者外擦 5% 明矾溶液。手足多汗者，还可以使用 3%～5% 甲醛溶液，以保持皮肤的干燥。

皮肤可以排泄皮脂，这是皮肤的生理功能之一。皮脂能够滋润皮肤。皮肤表面的游离脂酸，具有抑菌作用，可以阻止细菌、真菌的入侵。但是，若皮脂排泄过多，常引起脂溢性皮炎、酒渣鼻、痤疮等皮肤病的发生。此类患者，最好使用中性肥皂和温水，对多脂部位的皮肤进行清洗。而皮肤干燥、少脂者，则不宜过多使用肥皂，尤其是碱性大的肥皂。

在寒冷干燥的季节，应将有润肤作用的霜剂或者膏剂，涂布在皮肤上，以保持皮肤的柔软、弹性，防止皮肤皲裂。

## 二、谨防日光的过度照射

日光的照射，可以改善皮肤的血液循环，有利于组织的新陈代谢，亦是保持皮肤健康的重要因素。太阳光能刺激皮脂的分泌、汗液的排泄，以及维生素 D 的形成，这些都有助于防止皮肤干燥，增强皮肤的抗病能力。

但是，过度照射紫外线，也会带来一些问题。其一，过量的紫外线照射，有可能诱发皮肤癌。其二，人体皮肤中的黑色素在紫外线的作用下，容易沉淀，变成黑斑、雀斑。夏天的阳光照射，更易使皮肤的角质层增厚，收缩和膨胀失去平衡，造成皮肤起皱，令皮肤老化。其三，30 岁以上的女性，更要防止紫外线的过度照射。一般来讲，人过 30 岁，皮肤的代谢功能会逐渐减弱，一旦黑色素沉淀，或者皮肤老化，很难恢复原状。其四，过量的紫外线照射，有可能使涂抹在皮肤上的化妆品产生光毒性。目前，市场上的化妆品种类繁多，有些化妆品对阳光特别敏感，如果将这些化妆品用在皮肤上，再受到紫外线的过度照射，就有可能使皮肤变黑、变粗糙。

就皮肤病患者而言，更要防止紫外线的过度照射。对日光耐受性低的人，在参加户外活动时，一定要采取防晒措施，让皮肤逐渐暴露于日光之下，以增强对日光的耐受性。而对于日光高度敏感者、光感性皮肤病患者，以及红斑狼疮患者，则应该避免日晒，外出活动时，需酌情采取防光措施，如佩戴宽边帽子，穿上长袖衣和长腿裤；尽量不要在上午 10 点至下午 2 点光照强烈的时间段外出。外出 30 分钟前，可在身体的暴露部位外用物理性遮光剂，如 5%二氧化钛乳剂，亦可选用对氨基苯甲酸乳剂，或涂抹含有二苯甲酮等成分的化学遮光剂。

## 三、让皮肤合理休息

皮肤每时每刻都在进行新陈代谢，就像一个忠于职守的边防军战士，保护着人体免遭各种伤害。皮肤也是需要休息的，只有休息好，才能更好地工作，促进皮肤细胞的分裂。一天当中，皮肤更新代谢最旺盛的时间是在晚上，特别是晚上 10 点到次日凌晨 2 点，在这个时间段，如果休息好，皮肤的新陈代谢才能顺利完成，让人少起皱纹，看起来光鲜靓丽。此时，人如果处于睡眠状态，血液能够充分到达皮肤，皮肤层的血液循环充分、流畅，才能为皮肤提供充足的营养，延缓皮肤衰老的进程。

如何才能让皮肤休息得更好？

其一，不能错过晚上最佳睡眠时间。晚上 10 点到次日凌晨 2 点，是皮肤细胞新陈代谢最为活跃的时间段，此时最好处于睡眠状态。其二，睡觉前要彻底清洁皮肤。只有洁净的皮肤，才能保障汗腺和皮脂腺的畅通，如果灰尘、分泌物附着在皮肤上，会令皮肤层的毛细血管萎缩，血液不能充分到达皮肤。其三，不能带妆过夜。假如不卸妆就入睡，化妆品会使皮肤始终处于紧张和干燥的状态。其四，睡前可以在皮肤上涂抹营养霜。皮肤十分易于吸收动植物油、醇类及类脂质，如果在入睡前给皮肤涂上营养霜，皮肤的血液循环会更加旺盛，吸收能力更强，相当于给皮肤做了一个营养护理。其五，保证足够的睡眠时间。如果躺在床上，但是辗转反侧，夜不能寐，皮肤照样得不到充分的血液供给，所以，要放松心情，安然入睡，一定不能熬夜。熬夜对皮肤的伤害极大，容易造成皮肤疲劳，加速皮肤老化。

## 四、保持积极乐观的心理状态

精神因素，往往是皮肤病发生的诱因，或者是令其加重的原因。现实生活中，有些人好像总是不快乐，如学生抱怨作业多，白领抱怨工作累，女人抱怨家务忙，官员抱怨应酬多，老人抱怨子女不回家……消极的情绪布满了生活的整个天空。紧张、焦躁、烦恼、愤怒、冲动、忧郁、恐惧等负面情绪，都可能让皮肤、毛发受到损伤。其实，人的身体会无声地透露出很多信息：下垂的嘴巴，说明疏离和不信任；纠缠的眉心，传达的是焦虑和慌乱；黑黑的眼圈，显露出疲乏；色斑和痤疮，则反映出低落的情绪、睡眠的不足……

罹患了皮肤病，不要总认为，仅仅与营养、年龄、环境等因素有关，还应该仔细想想，最近是不是遇到了烦心事、情绪是否波动了。低落的情绪很有可能成为各种皮肤病的"元凶"。精神不好，长期紧张、压抑，会引起机体的应激反应。负面情绪，常常是皮肤病发生或者加重的诱因；自卑、压抑的心态，更是皮肤病患者的大忌。由于大部分皮肤病的发病部位都裸露在外，患者在与人交往的过程中，难免遭受冷遇和歧视，遇到这种情况，特别容易产生愤怒、难过、沮丧、悲伤等负面情绪，甚至长时间处于这种状态不能自拔。有些患者索性把自己关在家里，将自己封闭起来，不再与人交往。这样做，往往使患者承受更大的心理压力，疾病非但不能好转，反而愈发严重。

医学研究发现，神经性皮炎、黄褐斑、瘙痒症、斑秃、过敏性皮炎、荨麻疹、银屑病、多汗症、湿疹等皮肤病的发生，都与情绪密切相关。调动积极的精神因素，已经成为治疗皮肤病的有效心理疗法。开心是一天，烦恼也是一天，为何不快快乐乐地过好每一天呢？做一个乐观向上的人，让自己快乐起来，不但能将正能量传递给他人，还可以避免很多皮肤疾病的发生。压力每个人都会有，就在于我们如何去化解它。重视心理调养，对皮肤病患者来说尤为重要。以下几种方法，也许能够帮助大家摆脱不良的负面情绪。

**1. 适当发泄** 向亲友倾诉衷肠，宣泄愤懑，甚至痛痛快快地大哭一场，这些都有助于释放不良情绪，使心理压力得到疏解。

**2. 培养自控力** 罹患皮肤病之后，患者不可自暴自弃，要有足够的心理承受能力，积极配合医师进行治疗。这需要良好的心理素质，才能遇病不慌，正确面对。

**3. 转移注意力** 患者可以根据自己的兴趣，参与不同的活动。喜欢运动的人，可以参加各类体育活动；喜欢音乐的，可以参加合唱团，或到 KTV 唱歌；闲暇时，多与家人、朋友外出散步、看电影、听音乐会。爬山、郊游、唱歌，参加一些积极的其他娱乐活动，都可以扭转自己的负面情绪，避免心理障碍的产生。

**4. 暂时躲避** 有些人得了皮肤病之后，就沉浸在这个病当中不能自拔，天天上网查资料，找寻各种相关信息，与"同病相怜"的人没完没了地交流。其实，暂时远离与所患疾病相关的人群和环境，能够让心理压力得到有效缓解。

**5. 不可期望值过高** 很多患者的烦恼，源自于对医学、医师和就医环境的期望值过高，一旦治疗进展不利，或者病情稍有反复，就烦恼丛生。俗话说，病来如山倒，病去如抽丝。医学不是万能的，有很多不确定性，对此，患者一定要认识到。疾病的发生、发展、转归，都有其自身规律，对医师不能期待值过高，要以科学的态度对待疾病，不能幻想一蹴而就。

**6. 与疾病和平相处** 医学不是万能的，医师是人、不是神，很多皮肤病本身就有迁延难愈的特点，一些病到目前为止，还没有找到根除的方法。患者要以洒脱的心态对待疾病，慢慢学会与疾病和平相处，接纳事实，再积极想办法，找到正规的医院和疗效好的医师，并积极配合治疗。

## 五、感染性皮肤病的预防

对于感染性皮肤病，如性传播疾病、麻风、疥疮、真菌病、皮肤细菌感染等，更要强调"预防为主"的原则。要控制传染源和带菌者，切断传播途径。对于传染源，应当采取有效的措施，包括早发现、早诊断、早治疗。

性病对人类的危害极大，必须做好预防工作。性接触是传染病菌的主要途径，为防止出现交叉感染，一定要避免不洁性交，平时要注意少与患者亲密性接触、全肤亲近式拥抱、激烈亲吻等。同时，还要减少间接接触，不使用他人的贴身衣物、被褥、脸盆、毛巾、牙刷等，这些物品都可能有病菌残留，长期接触，容易染病。尽可能不去病毒感染机会较多的公共场合，少用公共物品，不去公共浴室洗澡，更不要直接坐在浴室的座椅上，尽量选择蹲式马桶，少用坐式马桶，上厕所前后，都要把手清洗干净。尽量不去消毒不净的游泳池，不与他人合用洗衣盆和洗衣机。均衡饮食，富含蛋白质、维生素的食物，可以适当多吃，因为这些食物有利于增强个人体质，提高免疫力。医者应该向患者宣传有关防治感染性及流行性皮肤病的相关知识，并做好隔离、消毒工作。

对于化脓性皮肤病，如脓疱疮、疖肿，以及真菌性皮肤病，最重要的预防措施是保持皮肤、毛发的清洁，适当进行隔离，防止接触感染。真菌性皮肤病患者，应该注意个人卫生，只有做到干净、清洁，病菌才能无机可乘。不与患者共用衣物、鞋袜、浴盆、毛巾等，应穿通气良好的纯棉内衣。积极配合医师治疗，减少自身传染的机会。得了皮肤病之后，不要因为瘙痒而将皮肤抓烂。

## 六、如何防止儿童患上皮肤病

儿童的好奇心强，在户外玩耍时，愿意触碰沙石、花朵、栏杆，喜欢捕捉昆虫，加之小儿本身皮肤娇嫩，抵抗力弱，常常因为接触过敏原，或者用脏手乱摸面部和身体的其他部位，或者被蚊虫叮咬、被他人传染等原因，而染上皮肤病。痱子、湿疹、皮肤念珠菌病、脓疱疮、沙土性皮炎等，都是儿童易得的皮肤病。

一旦儿童出现皮肤问题，家长绝不可掉以轻心，应该做到以下几点。其一，及时带孩子去医院就诊，找到专业医师，对症下药。其二，儿童在户外玩耍时，要有家长陪同、照看，尽量让孩子避免接触过敏原或有害物质；要控制孩子玩沙土、水、石头的时间。其三，在户外玩耍后，家长要使用无刺激性的儿童洗涤产品，及时为孩子清洁皮肤。其四，如果发现孩子皮肤发痒，应马上涂抹止痒药膏，防止用力搔抓引发感染。其五，假如家里豢养宠物，一定不能让孩子近距离接触，以免发生过敏和细菌感染，使病情加重；孩子一旦被宠物咬伤、抓伤，病情会变得更加复杂。

## 七、几种常见皮肤病的预防

**1. 瘙痒性皮肤病** 预防瘙痒性皮肤病，需要避免各种刺激，特别是搔抓、热水烫。要保持皮肤的润泽，因为干燥的皮肤，本身就可导致皮肤瘙痒，而且干燥也是瘙痒加重的因素，如老年性皮肤瘙痒和冬季瘙痒症，都与皮肤干燥有关。因此，瘙痒症患者，冬天洗澡不要太勤，每周1次，足矣，水温也不要太高；宜用温和、碱性小的皂类，如硼酸皂等。每一位瘙痒症患者，都要结合自己的经历，做个"食物日记"，将所食用的东西与症状关联起来，找出引发瘙痒，或者使瘙痒加重的食物、饮料和嗜好品，并严格加以忌口。

**2. 变态反应性皮肤病** 变态反应性皮肤病在临床上又叫"过敏性皮肤病"，是由于接触了某些过敏物质而产生的过敏反应。引起过敏的物质，可以是尘螨、粉螨、灰尘，这些物质通过呼吸道进入人体，引发变态反应；也可能是皮肤接触了某些植物的花粉，如桃花、杏花；或者食用了某些高蛋白的食物，如鱼、虾、蟹等，皮肤出现红斑、丘疹等过敏反应。变态反应性皮肤病包括接触性皮炎、湿疹、特应性皮炎、荨麻疹、尿布皮炎等。

对于变态反应性皮炎患者，要尽量找到发病的原因，并加以去除。注意调整饮食，忌食辛辣、刺激性食物，避免食用易致敏的食物，如酒类、海鲜贝类，以清淡饮食为好；尽量减少外界的不良刺激，如手抓、热水烫洗等；衣着应该宽松、轻软，以防摩擦，不穿毛织品，或者化纤类衣物；生活要规律，保障充足的睡眠；不要随便更换化妆品。

**3. 银屑病** 在众多皮肤病当中，既多见又顽固的，当属银屑病。地不分南北，人无论老幼，都可能罹患本病。银屑病，俗称"牛皮癣"，是常见的慢性、复发性、炎症性皮肤病。其特征是：在大小不等的丘疹、红斑表面，覆盖着银白色的鳞屑，边界清楚，好发于头皮、四肢伸侧及背部。银屑病的病因，到目前为止，并不十分清楚，涉及遗传、感染（病毒、链球菌感染）、代谢、精神心理状态等诸多因素。既然银屑病的病因还没有搞清楚，根本的预防措施也就不可能明确，但是，设法避开，或者去除银屑病的诱发因素，完全可以让一些易感者不患病，让已患病者症状减轻、病程缩短、减少复发。

银屑病有可能与多种疾病伴发，如糖尿病、痛风、高脂血症、高血压等，积极防治这些疾病，有助于银屑病的治疗。患者要养成良好的生活习惯，不吸烟、少饮酒、杜绝饮用烈性酒，不喝浓茶，忌食或少食辛辣、鱼腥食物，提倡低脂饮食。研究发现，40% 以上的银屑病患者，在发病前，都有精神紧张史，心理压力过大，可令人体中糖皮质激素的分泌旺盛。银屑病在白领中的人数呈上升趋势，与办公室复杂的人际关系、激烈的竞争环境，以及繁重的工作压力有关。能够保持积极乐观向上心态的银屑病患者，其预后，明显好于悲观失望者。

因此，银屑病患者应该学会调整自己的情绪，尽最大可能减轻压力所带来的不良影响，可以通过唱歌、适当小睡、向知己倾诉、尝试更换工作与学习环境等方法，释放、缓解压力。平时要积极锻炼身体，保证充足睡眠。在寒冷季节，一定要注意预防感冒，防止扁桃体炎的发生。

**4. 痤疮** 痤疮为年轻人最常罹患的皮肤病，俗名"粉刺""壮疙瘩""青春痘""痘痘"，是发于面部，以及胸、背部的常见损容性皮肤病。该病尽管不影响吃、喝，但由于皮疹长在脸上，影响美观，很多年轻人受本病的困扰，情绪低落，郁郁寡欢。殊不知，紧张、忧虑、愤怒、抑郁等负面情绪，会让痤疮更加严重。

痤疮的病因是多方面的，起主导作用的是雄激素（睾酮）。处于青春期的男女青年，雄激素的分泌急速增加。皮脂腺受到雄激素的刺激，会产生大量皮脂，同时，毛囊皮脂腺上皮发生角化，使得排泄皮质的通道变窄，皮脂增多却又排不出来，就蓄积在毛囊皮脂腺的里面，再加上痤疮丙酸杆菌的侵袭、繁殖，由此形成了以皮脂增多—排脂受阻—细胞感染为轴心的痤疮发病机制。

痤疮的预防，可以从以下几个方面着手。其一，患者不能得了痤疮就深居浅出，不见人，不参加社交活动。要确信，积极合理地治疗，就能治好。乐观的心态，是治愈疾病的最好良药。其二，讲究个人卫生，头发、指甲要剪短。勤洗头，常洗澡，才能保证皮脂分泌通道的畅通。洗脸不可太勤，也不能太少，每天2~3次即可。油性皮肤宜用碱性大的肥皂；干性皮肤要使用碱性低的肥皂，如硼酸皂等。如果脓疱多且大，或者有囊肿损害，洗脸时不要太用力，以免将皮损弄破。切记，不要将粉刺、脓疱挤破，否则，即使痤疮治好了，也会留下瘢痕，造成终身遗憾。衣帽、枕巾、面巾、面盆、梳子，都要保持清洁。其三，在饮食方面，要少吃辛辣刺激性食物（如辣椒、葱、蒜）、油腻食物、甜食和各种"发物"（易过敏食物，如鱼、虾、蟹、牛羊肉等）。应多吃蔬菜、水果，保持大便通畅，防止便秘。其四，最好不吸烟，少饮酒，不饮烈性酒、咖啡和浓茶。其五，活动性、炎症性痤疮（如丘疹、脓疱、疖子）患者，要少晒太阳，避风沙。太冷、太热，以及过于潮湿的环境，都对痤疮不利。其六，皮肤油腻的年轻人，在选择职业的时候，要尽可能避开接触油脂、粉尘、烟雾、碘化物和其他刺激物的行业和工种。已经患有痤疮，尤其是重症患者，如果条件允许，应该调换工作。

其实，充足的睡眠，是战胜"痘痘"的最佳方法。另外，还要养成规律的生活习惯，尽量不熬夜，避免因情绪波动和压力过大造成的失眠。在日常生活中，还应注意均衡饮食，用餐时保持愉悦的心情；选择适宜的化妆、保养及清洁用品。

**5. 职业性皮肤病** 职业性皮肤病是指在生产、劳动过程中，以化学、物理、生物等职业性有害因素为发病的主要原因，所引起的皮肤及其毛囊等附属器的疾病。引发职业性皮肤病的因素，不胜枚举，但是，化学物质，尤其是刺激性的化学物质，是最重要的。

职业性皮肤病的预防，应该从四方面进行。其一，改进生产设备和生产过程，如安装通风排尘、防止辐射热的设备；采用无刺激或刺激性较小的物质为生产原料；严格执行操作规程，改进操作方法。其二，重视生产场所及个人卫生，保持环境清洁，以减少刺激物污染皮肤的机会。其三，加强个人防护，应根据工作需要，发给工人必备的防护用品，且防护衣物也要经常洗涤。其四，健全卫生保健组织，做好经常性的保健工作，开展预防性体格检查和定期体检。

**6. 皮肤肿瘤** 与其他器官和组织一样，皮肤也会长瘤，所不同的是，皮肤肿瘤的种类更多。这是因为，皮肤含有各式各样的组织，每一种组织都可能长好几种瘤，其中纤维组织和血管组织是长瘤的"大户"。

皮肤肿瘤可以分为良性和恶性两种。良性肿瘤比恶性肿瘤多得多，大多数良性肿瘤对身体无碍。恶性肿瘤虽然种类少，发病率低，但是后果却十分严重。

常见的良性皮肤肿瘤有纤维瘤、血管瘤、粉瘤、老年疣；皮肤恶性肿瘤主要有基底细胞癌、鳞状细胞癌、恶性黑色素瘤。

对于皮肤肿瘤，要坚持预防为主的原则，平时需避免日光的过度暴晒，不吸烟，远离致癌的化学物质。对于皮肤肿瘤，不可掉以轻心，要定期检查身体，做到及早发现，尽早治疗。

# 第六章
# 皮肤病的"辨证"与"辨病"

生活在自然界的人，必须适应内外环境的变化，否则，人体内的阴、阳就会失去平衡而发病。中医认为，六淫、疫疠、七情、多种外伤、饮食劳倦，以及痰饮、瘀血，都可能破坏人体的相对平衡状态，引起疾病的发生。

皮肤病是全身整体疾病的一部分，虽发于体表，却与脏腑关系十分密切。外在的疾病，可以影响到内在的脏腑；脏腑有病，亦可以在体表显现出来。《灵枢·刺节真邪》曰："虚邪之中人也……起毫毛而发腠理。其入深，内搏于骨，则为骨痹……搏于脉中，则为血闭不通，则为痈。"《灵枢·玉版》曰："病之生时，有喜怒不测，饮食不节，阴气不足，阳气有余，营气不行，乃发为痈疽。"《诸病源候论》亦云："夫内热外虚，为风湿所乘，则生疮。所以然者，肺主气，候于皮毛；脾主肌肉。气虚则肤腠开，为风湿所乘；内热则脾气温，脾气温则肌肉生热也。湿热相搏，故头面身体皆生疮。"这段文字生动地告诉我们，古人对发于体表的皮肤病，与人整体之间的关系，早有认识。更难能可贵的是，古人对一些细菌、真菌感染所导致的皮肤病，亦有认识。《诸病源候论》记载："癣病之状，皮肉隐胗如钱文，渐渐增长，或圆或斜，痒痛，有匡郭，里生虫……而癣内实有虫也。"

## 一、病因辨证

中医学对皮肤病的病因认识，是从整体出发，不仅注意到六淫、虫毒、疫疠等外部因素，还十分重视七情、饮食、劳倦等内在原因，并意识到，内因与外因之间的相互影响。机体在各种致病因素的作用下，发生邪正消长，致使阴阳失衡，气血、津液与脏腑功能紊乱，并通过经络，在体表显现出来。

皮肤病的病因，总体来讲，可以分为内因和外因两大类。

**1. 内因**

（1）情志致病：情志变化，指的是喜、怒、忧、思、悲、恐、惊七情的改变。七情，是人体对外界的反应，属于正常的精神活动范畴。但是，人如果长时间遭受精神刺激，或者，遇到突然、剧烈的精神创伤，超过人体生理活动所能调节的范围，则会引起体内阴阳、气血的失调，脏腑功能的紊乱，从而导致皮肤病的发生。情绪的大起大落，都有可能使脏腑功能失调，出现心神不安、疲乏无力、四肢沉重、倦怠少食、咳嗽气短、惊惕不安、口舌生疮等全身症状；在皮肤上，则有可能出现湿肿、痛痒无度等一系列临床表现。

过喜伤心神；过怒伤肝；过度思虑伤脾；过度忧虑伤肺；过恐伤肾。思虑过度，心烦神躁，影响心的"藏神"功能，则会出现心悸不宁，失眠多梦，头昏健忘，神经性皮炎，有可能反复发作；郁怒不解，影响肝的"疏泄"功能，导致肝火旺盛，或者肝气郁结，则有可能罹患带状疱疹、结节性脉管炎；若思虑太甚，影响脾的健运，水湿停滞，则生湿疹。

（2）饮食不节：人以水谷为本，饮食是人赖以生存的物质基础。但是，如果饮食失宜，或过食肥甘厚味，或过于偏食，都有可能引起疾病。《素问·五脏生成》记载："多食苦则皮槁而毛拔，多食辛则筋急而爪枯……多食甘则骨痛而发落。"

暴饮暴食，过食生冷，或饮食不洁，会损伤脾胃的运化功能；过食肥甘厚味，容易生热、生痰、生湿，成为致病因素；过饮醇酒，可令湿热内蕴，醇酒中毒，这些因素都可引起急性皮炎、湿疹。过于偏食，可致肌肤失养，皮肤皱竭，引发维生素缺乏类的皮肤病。古书所记载的"藜藿之亏""高粱之变，足生大丁"，指的就是饮食不节，有可能成为致病的原因。

（3）劳倦所伤：劳动是人的求生本能。正常的劳动、锻炼，可以使气血通畅，身体强健。但若过度疲劳，不注意劳逸结合，致使气血壅滞、肌肉脏腑失去正常的生理功能，则成为致病因素。此外，过度纵欲，房事不节，也会造成肾气不足而生病。

若劳累过度，作息无常，可诱发下肢静脉曲张等病的发生。房事过度，可导致肾精耗伤，冲任失调；男女不洁性交，致命门火衰，外邪乘虚而入，可发生梅毒、淋病、尖锐湿疣等。肾气游风（小腿丹毒的一种），多发生于肾虚之人。肾气虚，可发生色素障碍性皮肤病，如黑变病、黄褐斑等。

（4）先天禀赋：《灵枢·寿夭刚柔》云："人之生也，有刚有柔，有弱有强，有短有长，有阴有阳。"说明人的个体差异很大。父母的素质遗传给后代，就是我们所说的"先天禀赋"。由于每个人的先天禀赋不同，形成了机体的差异，而这种差异，又会影响到人体正气的强弱。

先天不足，系指胎儿在母体内的生长、发育受到损伤，出生后，由于先天不足，后天脾气虚弱，导致遗传性皮肤病的发生。《诸病源候论·妇人杂病诸候三·蛇皮候》曰："人腠理受于风则闭密，使血气涩浊，不能荣润，皮肤斑剥。其状如蛇鳞，世乎蛇体也，亦谓之蛇皮也。"所谓"蛇皮病"，指的就是鱼鳞病。此外，家族性良性天疱疮、掌跖角化病、着色性干皮病等，亦多与先天禀赋不足有关。

（5）瘀血、痰饮：人体的血液，在经脉中按照一定的速度环流不息，当人体遭受寒邪、热邪、外伤等致病因素侵袭时，会导致血液运行不畅，或溢出脉外，"离经之血为瘀血"。瘀血的临床表现有疼痛、出血、瘀斑、皮肤粗糙多屑、皮肤硬化、水肿、肢端发绀、毛发脱落、爪甲脆裂等。一些皮肤病变，如下肢结节性红斑、过敏性紫癜、局限性硬皮病等，都和瘀血有一定关系。

痰和饮，都是水液代谢障碍所形成的病理产物。痰，多为阳气煎熬而成，所谓"灼液为痰"；饮，多由阴气凝聚而成，即"聚水成饮"。痰可以随着气的运动，游溢周身。很多疾病的发生，都是由于体内有痰饮的存在。若痰滞于经络，可发生皮下结块，也称"痰核"，即淋巴结核。

**2. 外因**

（1）六淫致病：风、寒、暑、湿、燥、火，本为自然界 6 种正常的气候变化，简称"六气"，但当人体因为某种原因致使抵抗力下降，也就是处于正气不足的状态，不能适应气候的变化，或者气候的异常变化，超出了人体的适应能力，"六气"就成为致病因素，侵犯人体而发病。此时，"六气"被称为"六淫"，或"六邪"。六淫致病，与季节、气候、居住环境密切相关。春季多风病；冬季多寒病；夏季多热病；长夏多暑湿病。居住在潮湿的地方，容易罹患湿气病或湿热病。六淫为害，既可单独作用于机体，亦可 2 种或 3 种邪气共同侵犯机体。寒冷性荨麻疹，多为风寒袭人，发为隐疹；急性湿疹、皮炎，多为湿热互结，或湿热熏蒸皮肤而发病；硬皮病，则是风寒湿三气杂至，合而发生的"皮痹"。六淫邪气致病，不仅可以相互影响，在一定条件下，还能够相互转化。风寒入里，久而不解，可化热化火；慢性湿疹在某些因素的影响下，可急性发作；暑湿日久，常化燥伤阴，而发生阴虚血燥之证。

1）风：风为阳邪，其性开泄，为春季的主气，具有升发、向上的特点。因此，风邪多侵犯人体的上部（如头面）和肌表（指暴露部位），并使皮毛腠理开泄，表现为汗出、恶风等症状。

古人认为，风善行而数变。善行，指的是，风病的病位常无定处，或游走不定；数变，指的是，风病的变化多端。风胜则痒，风病的另一个特点就是瘙痒无度。风为阳邪，其性燥烈。阳邪易于化火化热，热盛则致血燥，肌肤失养，表现为皮肤粗糙、肥厚、干燥脱屑，瘙痒不止。风为百病之长，常与其他邪气一起侵袭人体，例如风寒所致的荨麻疹，风热引起的玫瑰糠疹，风湿热三者相搏而引发的湿疹。

概括起来，风邪所致皮肤病，常有发病急、消失快、游走不定、瘙痒剧烈、病程短等特点。一切瘙痒性皮肤病，都与风邪有关。

2）寒：寒为阴邪，有内寒和外寒之分；外寒可伤害人体阳气，致使气滞血瘀而发皮肤病。若人体阳气虚弱，寒从内生者，则为内寒。寒性收引，寒邪入于腠理皮毛，则毛窍收缩，卫阳闭束，皮损颜色呈苍白色，或青暗，或发绀，局部温度偏低。冻疮，即为寒邪引起。寒性凝滞，主痛。凝滞，即气血凝结阻滞，可致皮肤冷硬、疼痛、有硬结，如硬皮病、硬红斑等。寒则气收，气机闭塞不通，寒客血脉，会令血管收缩、凝涩，可见肢冷、疼痛，如脉管炎、血栓性静脉炎等。

3）暑：暑为夏天的主气。暑邪致病有明显的季节性，专发于夏季。暑为阳邪，其性炎热。感受暑邪后，常有发热、汗多、脉洪大等表现。暑性升散，易耗气伤津，令人口渴思饮。暑多夹湿，暑、湿两种邪气合而侵犯人体，最易阻遏气机，常见四肢困倦，食欲不振，胸闷呕恶，大便溏泻，舌苔腻。暑邪常常导致湿疹、疮疖、脓疱病等皮肤病的出现。

4）湿：湿有内、外之分。外湿，系指自然界的湿气，或长时间在水中作业，或淋雨涉水，或防护不周，或久居湿地；内湿，则是因为脾失健运，水谷津液运化转输功能障碍，以致湿邪蓄积，停滞肌肤。

湿性重浊，趋下。伤于湿者，下先受之。所以，湿邪致病，多在下肢、外阴等人体下部。皮肤表现为疮疡疱疹、破溃渗液，如小腿及阴囊湿疹。湿为阴邪，其性黏滞，故湿邪导致的皮肤病多缠绵，病程持久，反复不愈，如急性湿疹可以经过亚急性阶段，演变为慢性湿疹。湿邪发病，常伴有肢体沉重，四肢倦怠。若头部有湿，清阳不升，则头重如裹；若湿留关节，则肢体沉重难举；若湿邪侵犯皮肤，表现为肿胀、水疱、糜烂，或肥厚浸润，如天疱疮、湿疹等水疱湿烂性皮肤病等。另外，湿热下注，可见结节性红斑；顽湿聚结，可见慢性肥厚性湿疹、结节性痒疹等。慢性、顽固性、瘙痒性、反复发作的皮肤病，多与湿邪有关。

5）燥：燥为秋天的主气，多从口鼻而入。燥性干涩，易伤津液。《素问·阴阳应象大论》曰："燥胜则干。"燥邪伤人多表现为口干舌燥，皮肤干枯皲裂，毛发不荣，大便燥结，皮肤脱屑、裂口。若燥邪化热，亦可出现皮肤红斑、肿胀。燥邪有温凉之分，初秋尚热，秋阳暴烈，常见温燥，极易化热，皮肤可见红斑、肿胀、脱屑；深秋寒冷，多见凉燥，皮肤常表现为干燥、皲裂等。

一切干燥脱屑角化性皮肤病，均与燥邪相关。

6）火：火与热同类，仅为热的程度不同而已，"火为热之极"，热极便生火，习惯上将"火"与"热"统称"热邪"。热邪，可以是外感温热之邪；亦可因风、寒、暑、湿、燥等邪气，入里化热、化火所致；或由脏腑功能失调，以及情志改变从内生热。所以，有"五气皆能化火"和"五志皆能化火"之说。临床上遇到有肝火、胆火、心火的患者，常因情志变化，气机壅塞不通而成。

火性炎上，热气上腾，故热邪所致皮肤病，多见于人体上部，如口腔溃疡、面部丹毒等。火属阳邪，发病暴烈，蔓延迅速，且易伤阴动血；热邪所致的皮肤病，多有潮红、灼热、肿痛、脓疱、出血等特点。一切急性发炎性皮肤病，都与火热之邪有关。如急性湿疹、急性皮炎、急性荨麻疹，为风热合邪所致；急性丹毒，为毒热之邪所致。

火分虚实。实火之证，多起病急，病程短，面红目赤，心烦发热，口渴饮冷，大便秘结，小便短赤，舌红苔黄，脉数实有力；虚火之证，则起病缓慢，病程长，两颧潮红，五心烦热，或骨蒸潮热，心烦失眠，口燥咽干，手足心热，舌光红少津，脉细数无力。

（2）疫疠：疫疠又称"瘟疫""疫毒""戾气""乖戾之气"等。《黄帝内经》记载："五疫之至，皆相染易，无问大小，病状相似。"疫疠不同于六淫，是一类具有强烈传染性的病邪，临床表现大体相同，对机体的摧残极大，病死率极高。古人云：疫疠为病，"朝发夕死，夕发旦死"。明代吴又可所著《温疫论》，是中医温病学发展史上具有划时代意义的标志性著作。吴又可明确指出"夫温疫之为病，非风、非寒、非暑、非湿，乃天地间别有一种异气所感"，并且明确了疫疠的传染途径，是"自口鼻而入"。明代医家，在没有显微镜的情况下，能够对传染病有如此深刻的认识，实乃难能可贵！

疫疠侵犯皮肤，多表现为潮红、发斑、皮下出血等。麻风病，即属于疫疠感染而得的皮肤病。

（3）触犯禁忌：指的是一些源于接触了某些过敏，或者刺激性物质而引发的皮肤病。对于触犯禁忌，古书早有记载。《诸病源候论·疮病诸候·漆疮候》云："漆有毒，人有禀性畏漆，但见漆，便中其毒。"现在看来，触犯禁忌所指的应该是过敏性疾病；一些变态反应性皮肤病，亦可归为此类。

触犯禁忌，多发生在身体的暴露部位，与接触有一定关系，如过敏性皮炎、接触性皮炎。

## 二、八纲辨证

八纲，即阴阳、表里、寒热、虚实。八纲辨证，是中医辨证最基本的方法，也是其他辨证方法的基础。医者依据望、闻、问、切所获得的资料，再结合人体正气的盈亏、病邪的盛衰、疾病的深浅，进行综合分析，归纳为8种证候，即为"八纲辨证"。8种证候，从类别上来讲，有阴证和阳证；从病位来讲，有表证和里证；从性质上讲，有寒证和热证；从邪正的盛衰来讲，有实证和虚证。一切疾病的辨证，都离不开八纲，皮肤病亦不例外。

1. **辨表里**　表里，系指病邪侵犯人体的深浅。一般而言，病邪侵犯体表，病位浅，属表；病邪侵入脏腑，病位深，属里。

六淫从外侵袭机体所引发的皮肤病，常常具有表证的特征，起病急，病程短，病位浅。表现为恶风，畏寒，发热，无汗或有汗，头身酸痛，苔薄白，脉浮。如风寒或风热外侵所致的荨麻疹。

里证，可以因表证不解，内传入里，或外邪直接侵犯脏腑而成。如皮肤疖肿、痈，如果未能得到及时治疗，热毒会传入营血，引起脓毒血症，表现为壮热，口渴，神昏，谵语，尿赤，便结，舌红苔黄，脉洪而数。

2. **辨寒热**　寒证，是感受寒邪，或机体功能衰退所表现出来的证候；热证，则是感受热邪，或机体功能亢奋的证候。

寒证，可见恶寒，口淡不渴，面色苍白，手足厥冷，小便清长，大便溏薄，舌淡苔白，脉沉或迟。皮肤损害表现为色淡白或青紫，皮温偏低，或疼痛，得温则缓，多发于冬季。如冻疮、皮肤结核类疾病。

热证，则多见发热喜凉，口渴欲饮，面红目赤，大便燥结，心烦神扰，甚至神昏谵语，舌红苔黄而燥，脉数而滑。皮损表现为色泽鲜红，焮肿，灼热，或有脓疱、瘀斑等。如丹毒、败血症等。

3. **辨虚实**　虚实，指的是正气的强弱和病邪盛衰的状况。久病，正气不足，为虚证；新发病，邪气亢盛，是实证。临床上常有虚中夹实的虚实夹杂证。

虚证由于有阴虚、阳虚、气虚、血虚之不同，临床表现各异。一般而言，虚证多表现为精神萎靡，面色㿠白，身倦无力，四肢不温，气短懒言，五心烦热，形体消瘦，手足心烫，口干咽燥，自汗、盗汗，大便溏泄，小便频数不禁，舌质淡，舌面光净无苔，脉细数，或弱而无力。皮肤病中，多见于慢性病的晚期，以及系统性疾病，如瘰疬性皮肤结核、系统性硬皮病、红斑狼疮等。

实证包括气滞、血瘀、痰饮、虫积等，临床表现也是多种多样。实证一般表现为呼吸气粗，精神烦躁，胸胁脘腹胀满，疼痛拒按，大便秘结，小便不通或淋沥涩痛，舌苔厚腻，脉实而有力。皮肤病可见丹毒、痈的湿热证，以及表现为疼痛、硬块的结节性红斑、带状疱疹等。

**4. 辨阴阳** 表里、寒热、虚实 6 种证候，均可概括在阴阳之内。表、热、实证，属阳证；里、寒、虚证，属阴证。《黄帝内经》曰："善诊者，察色按脉，先别阴阳。"张景岳亦说："凡诊病施治，必须先审阴阳，乃为医道之纲领。"阴阳是八纲的总纲，只有辨清阴阳，才可正确施治。

阴证，一般病势缓慢，表现为恶寒，无汗，四肢厥冷，息短气乏，肢体沉重，精神不振，小便色白，下利清谷，面白舌淡，脉沉微。阴证的皮肤表现：皮色不变、苍白或紫暗，疮形平塌，范围弥漫，质地坚硬如石，或软如棉，按之发冷，病位较深，脓液稀薄，自觉酸胀或麻木，如结核性皮肤溃疡。

阳证，一般来势凶猛，表现为恶热不恶寒，心烦神躁，口渴，喜冷饮，气高而粗，目赤唇红，口鼻气热，小便红赤，大便干结，舌质红绛，脉滑数有力。阳证的皮肤表现：皮损色泽鲜红，疮形隆起，范围局限，按之灼热，病位较浅，脓汁稠厚，疼痛剧烈，如小腿丹毒、痈破溃后形成的溃疡。

## 三、脏腑辨证

脏腑辨证，即根据脏腑功能失常和病理变化所表现出来的特殊指征，用以判断皮肤病的病症与脏腑之间关系的辨证方法。

1. 急性、泛发性伴有热象的皮肤病，如急性湿疹、带状疱疹、急性皮炎、中毒性红斑、脓皮病等，多见心肝火盛、肝胆湿热。

2. 慢性角化性、肥厚性、湿润性、顽固结节性皮肤病，如慢性湿疹、痒疹、天疱疮、静止期银屑病、神经性皮炎、毛囊角化病等，多见脾虚湿滞、肝肾阴虚、心脾两虚。

3. 色素性皮肤病，如黑变病、黄褐斑，多见肝肾阴虚、肾水上犯、肝郁气滞、气血不调。

4. 神经性瘙痒性皮肤病，如皮肤瘙痒症、神经性皮炎、扁平苔藓等，多见心火过盛、心肾不交、心脾两虚。

5. 颜面红斑类皮肤病，如痤疮、玫瑰痤疮、酒渣鼻、日光疹等，多见肺胃湿热上蒸、脾湿肺胃蕴热，或大肠有热。

6. 发生于下肢的皮肤病，如下肢溃疡、结节性红斑、下肢慢性湿疹等，多见肝胆湿热下注、脾虚蕴湿不化，或脾湿不运，肺气不宣。

7. 出血性皮肤病，如过敏性紫癜、紫癜性皮炎，多见心肝火热，迫血妄行，或脾虚不能统摄血液。

8. 营养障碍性，以及维生素缺乏性皮肤病，多见先天肝肾不足，后天脾胃虚弱，或后天肝肾阴虚，脾胃不和。

9. 先天性皮肤病，多见先天肾精亏损，后天肝血不足。

10. 急性瘙痒性皮肤病，如荨麻疹、湿疹、急性皮炎等，多为肝与大肠有热，脾失健运，湿热蕴结，或心火上炎，心肝火盛。

## 四、气血辨证

气血，沿着人体的经脉，流行不息，输布于全身各脏腑及组织，为人体的生命活动提供物质保障。气血发生变化，亦可引起脏腑以及皮肤的病变。中医认为，气是一切生命活动的动力，人体的各种功能活动，都是气作用的结果；血原本来自先天之精，再源于后天水谷之精微，经过气的转化而成，以维持人体各器官的生理功能。《黄帝内经》曰："人之所有者，气与血耳。"气血之间关系密切，是维持人体正常生理功能，不断发育、生长的必要条件。血的生成和运行，有赖于气的作用，而气的生成和作用的发挥，亦有赖于血的滋养。"气为血帅"，"血为气母"，是气血之间关系的最好诠释。病理上，二者亦相互影响，气滞可导致血瘀，血瘀亦可引起气滞；气虚可以引起血虚，血虚亦可导致气虚。

气血辨证，即以气血的虚与实、通畅与瘀滞，来判断疾病性质的辨证方法。

**1. 气滞** 气滞是指气机运行不畅，常常在身体的某一部位或者某些脏腑反应出来，由情志不舒、饮食不节、外邪侵袭或劳倦内伤等因素引起。其临床症状，因气滞的部位不同，表现不一。气滞于胸胁，则胸胁痛；气滞于胃脘，则胃脘痛；气滞于肠，则腹痛。气滞所导致的疼痛为胀痛，时轻时重。因气性流窜，故痛无定处。气滞所致的皮肤症状，以疼痛、胀痛和斑块为主；亦可表现为小丘疹、结节、肿块和囊肿，皮色一般呈常色或淡白色。

面部黄褐斑，为肝郁气滞，气血失和导致的；白癜风，亦是由阴阳不调，气血失和引起；慢性荨麻疹，与肝失条达、气机不畅有关；带状疱疹后遗神经痛，通常是由于毒热之邪侵袭人体，而出现气滞血瘀导致的。

**2. 气虚** 气虚是指全身或某一内脏，所表现出来的功能衰退的病理现象。常因久病，年老体弱，饮食失调，或消耗性疾病所致。由于各个内脏的生理功能不同，所以，不同内脏的气虚证候，有各自不同的特点。一般而言，气虚表现为呼吸气短，语声低微，疲倦乏力，自汗，饮食不振，舌淡苔少，脉虚无力。气虚所致的皮肤病，多为长期慢性病。因气之耗伤，这类皮肤病的皮损，多呈现浅淡色或正常肤色，红肿不显著；皮疹平坦，或低于皮肤表面，或为萎缩瘢痕；分布稀疏散在；局部皮温较低。一般不痒，或有酸、麻的感觉。

慢性湿疹，多由脾气虚弱，运化失职，致使体内蕴湿不化所致；慢性荨麻疹，是由于肺气虚，腠理不密，卫外不固，风邪乘虚而入导致的；部分脱发，是由于肾气虚，皮毛不固，兼感风邪；系统性红斑狼疮、硬皮病、天疱疮等疾病，多伴有气虚的表现。

**3. 血虚** 血虚多为失血过多，或脾胃虚弱，生化不足所致。一般表现为：面色㿠白无华或萎黄，唇色淡白，头晕眼花，心悸失眠，手足发麻；女子月经量少或闭经；舌淡，脉细无力。皮肤自觉发麻或微痒，皮损色淡而不鲜，时隐时现，如老年性皮肤瘙痒症，以及毛发、爪甲的疾病。

一些慢性荨麻疹，即为血虚受风所致；静止期的银屑病，有属血虚风燥者；硬皮病后期，大部分为血虚肌肤失养所致；脱发亦有血虚不能濡养毛发者。

**4. 血瘀** 血瘀指的是人体某些部位或脏腑，因外伤或气滞寒凝等原因，致使血行不畅，或停滞不行所引发的病变。其临床特点：局部肿胀，疼痛如针刺，拒按，固定不移。皮肤增厚，肌肤甲错。可伴有面色晦暗，口唇色紫，舌部瘀斑或紫色，口干，但欲漱水而不欲咽。皮肤损害多为瘀斑、结节、瘢痕、肿块，如结节性红斑、瘢痕疙瘩等。

斑块型银屑病、扁平苔藓、皮肤肿瘤、紫癜、盘状红斑狼疮、血栓性静脉炎、脉管炎等，均为血瘀所引发的皮肤病。

**5. 血燥** 血燥多由血虚化燥，或者外邪侵入，郁久化热，灼伤津血所致；亦可源于热性病后期，或久病伤阴血而化燥。临床表现为口干，唇裂，目涩，甲枯；舌燥，脉细涩；皮肤干燥，脱屑，皲裂，肥厚等。

慢性皮炎湿疹、角化性皮肤病、鱼鳞病、静止期银屑病等，均属于血燥。

**6. 血热** 血热是外感热邪，或脏腑积热，或风寒暑湿诸邪，郁久化热，热郁于血分所致。全身症状，可见程度不等的发热，恶寒，烦躁不安，口渴，尿黄，便结；舌质红绛，苔黄，脉数。重者，可有出血和发热，女子经血错前或淋漓不断。皮肤表现：鲜艳红斑，灼热，肿胀或疼痛，或大面积潮红脱屑，病程多为急性。

红皮症、丹毒、过敏性紫癜、重症多形红斑、药疹等，为血热所致。若热毒炽盛，迫血妄行，则可出现各种出血之证。

在皮肤科临床，这 6 种证候可单独出现，更常见的是混合并存，如气血两虚、气滞血瘀、血虚血燥等。

## 五、皮损辨证

"有诸内必形诸外"，大多数皮肤病，都有不同的皮损表现。皮肤病有一个重要的特点，那就是，症状显现于体表。经验丰富的临床医师，基本上能够从患者特有的皮肤损害，对其所患疾病作出初步诊断。辨识皮损，是皮肤科医师的基本功，不仅对皮肤病的诊断和治疗十分重要，也是及早发现某些其他潜在疾病的关键。

辨识皮损，主要是通过"视诊"和"触诊"这两种诊断方法实现的，即用眼睛仔细观察，用手指慢慢触摸。视诊，是医者以视觉来观察患者的全身或局部进行诊断的方法；触诊，则是应用触觉对疾病进行判断的诊法。诊室里走进来一位患者，医者首先要让患者将皮损充分暴露，诊室内的光线要明亮，最好是自然光，其次是日光灯，室温要适宜。然后，医师用眼睛对皮损从不同的角度，近距离地进行观察，有时候还需要借助放大镜或显微镜；或者用手指进行触摸、按压；或者用指甲轻轻刮去皮损表面的鳞屑，看看是否有针尖样的出血点……

皮肤科的视诊，首先，医者要用眼睛仔细观察皮损的部位和分布，是全身性、泛发性，还是局限性；是对称分布，还是双侧性、单侧性；皮疹是在伸侧、屈侧或在间擦部位，是多汗、多皮脂部位，抑或是皮肤与黏膜的交界部位；是暴露部位还是遮盖部位；是沿着神经、血管及淋巴管分布的吗？第二，皮疹的排列。是散在的，还是群集的；是孤立的，还是融合成片？是否呈现带状、线状、环形、多环状排列？第三，皮疹的形状。是圆形还是椭圆形，是环形还是多角形？是否为半球形、纺锤形、条形或不规则形？第四，皮疹的颜色是正常肤色，还是红、黄、白、褐、紫、黑色？或者为淡红色、鲜红、银白色？第五，皮疹的大小为多少？可以用厘米、毫米来表示；亦可用实物来描述，比如针尖、粟粒、绿豆、黄豆、鸡蛋或手掌大小等；皮损为单个，还是多发。皮疹如果数目少，最好用具体数字标明，数目多时，可以用"较多"，或者"甚多"来说明。第六，皮疹表面为扁平的、光滑的，还是粗糙的？是隆起的，还是凹陷的？是否呈现乳头状、菜花状、脐窝状？基底的宽窄如何？是否有蒂？第七，皮疹的边缘清晰还是模糊，整齐还是不规则？

触诊，是医者通过手触及被检查部位时的感觉，用以进行临床判断的一种方法。医师通过触诊，首先能够感知皮损的硬度、深浅；有无波动感或弹性感；有无浸润增厚、萎缩变薄。第二，能感知皮损与周围组织的关系。皮疹与周围组织是否粘连，是活动的，还是固定的？第三，用手按压皮损，可以知道是否有压痛、触痛，感觉过敏还是减弱，皮损压之是否退色。第四，皮损局部的温度是增高，还是降低？第五，皮损附近的淋巴结有无肿大、触痛，是否粘连？

皮肤损害，可以分为原发损害和继发损害两种。原发损害和继发损害，并非各自孤立，而是密切相关。二者可以同时存在，亦可由一种损害，逐渐演变为另一种损害。

**1. 原发损害**　原发损害是指在病变过程中，直接发生，或者初次出现的皮肤损害。有些皮肤病往往多种皮损同时出现，医者必须仔细观察，才能找出原发损害，这对疾病的诊断十分重要。

（1）丘疹：丘疹为局限性高出皮面的坚实隆起。丘疹大多由皮肤炎症浸润引起，亦可由代谢异常或皮肤变性所致。形状多呈圆锥形；亦有扁平形，如扁平疣；或多角形，如扁平苔藓；有的丘疹顶端呈脐窝状，如传染性软疣；顶端有小水疱者，称丘疱疹，如丘疹性荨麻疹；亦有顶端呈小脓疱者，称脓疱性丘疹，如痤疮。

急性红色丘疹，多属"风热证"；急性淡红色丘疹，欲出困难者，多属"风寒证"。慢性结痂丘疹，为血虚、阴虚所致。慢性瘙痒性丘疹，有可能由脾肾虚寒受风所致。

（2）斑：斑仅仅表现为皮表的颜色变化，不高出皮肤表面的点状或片状损害，抚之不碍手，视之斑斑如绵纹状。斑，可以分为炎性斑疹（红斑）和非炎性斑疹两大类。炎性斑疹，系炎症反应引起血管扩张、充血所致。非炎性斑疹，又可分为：由皮内色素改变或痣细胞增多所引起的色素斑，如黄褐斑、色素痣；由血管增生而出现的血管痣；由于皮肤出血导致的，小的"斑点"，如过敏性紫癜，大的"瘀斑"，如皮下出血形成的瘀血斑；还有人工着色斑，如文身，或炸药爆炸后，火药粉尘沉着于皮内，所形成的炭粉沉着斑。

一般认为，红色斑，压之退色，为气分有热；压之不退色，为血分有瘀；紫色斑为热郁；黑色斑为热毒之极；白色斑为气滞或气血不调。

（3）水疱：水疱是限局性空腔内含有水液或血样液体的，高出皮面的损害。呈白色或淡红色，疱壁薄，易破，破后形成糜烂面，愈后不留瘢痕。临床上将水疱分为3种——大疱、小疱和深在性水疱。多数小疱簇集成群者，称疱疹，如带状疱疹；水疱大于豌豆以上的，叫作大疱，多呈圆形或不规则形，如天疱疮、接触性皮炎。

中医认为，炎性水疱绕有红晕者，多属湿热；大疱多属湿毒和毒热；深在性水疱，多属脾虚，蕴湿不化，或受寒湿所致。

（4）脓疱：脓疱的疱内含有脓性、混浊分泌物，基底部有红晕，疱破则出现糜烂，上结脓痂。潜在性脓疱，位于表皮内，如脓疱疮；更浅的脓疱在角质层下，如角层下脓疱病，愈后不留瘢痕。深在性脓疱，位于真皮内，破裂后常形成溃疡，如深脓疱。脓疱可位于毛囊，如毛囊炎；亦可位于皮脂腺，如痤疮。脓疱有原发性的，也有由丘疹、小疱或大疱演变而成的；亦可由细菌或病毒引起，如脓疱疮、痘疮；也有非感染者，如掌跖脓疱病。

中医认为，脓疱多因热毒或火毒炽盛所致。

（5）风团：风团是皮肤上一过性的局限性水肿。风团的病变部位在真皮的中上部，由于乳头层血管迅速扩张，血管通透性改变，大量组织液渗透于血管外，进入组织内，引起水肿。风团大多由变态反应引起，表现为大小不等的扁平隆起，边界明显，呈白色或红色。风团的特点：突然发作，来去迅速，消退后不会留下任何痕迹；伴剧烈灼痒，可随搔抓而增多。常见于荨麻疹。

中医将风团称为"鬼饭疙瘩"。走窜不定，时隐时现者，为风邪所致；色红者，属风热；色深红者，为血热；暗红者，为血瘀；色白者，为风寒或血虚受寒。

（6）结节：结节是位于真皮或皮下组织的限局性、实质性损害，为炎性浸润或代谢物聚集所致。大小、颜色、形态、硬度不一。形状多为圆形或类圆形。可分为炎性结节和非炎性结节两种。

炎性结节，病变深在，表面为红色，或紫色，或暗红色，可破溃，愈后遗留瘢痕，如硬结性红斑、三期结节性梅毒疹。中医认为，炎性结节为湿热内蕴，气血瘀结，经络阻隔所致。非炎性结节，皮色不变，一般不破溃，可自行吸收，如皮肤肿瘤。中医认为，非炎性结节是气滞血瘀，或寒湿凝滞，或痰核流注导致的。

**2. 继发损害** 继发损害是在原有损害的基础之上，或者原发消退后，而出现的另一种皮肤损害。

（1）鳞屑：鳞屑又称"皮屑"，是已经角化脱落的上皮细胞。鳞屑中常混有皮脂、细菌和尘埃。正常情况下，由于身体的新陈代谢，表皮不断有鳞屑脱落，不易被察觉，但是，当皮肤由于炎症或其他原因，表皮细胞动力学发生改变，表皮细胞脱落的周期缩短，则会出现明显的鳞屑。鳞屑的大小、薄厚、多少，依据皮肤病的不同，而有所差异。小的如粉末，如头皮屑；有的鳞屑呈大片或落叶状角质剥脱，如剥脱性皮炎；有的多而厚，如银屑病；有的干燥，如鱼鳞病；有的呈油腻性，如脂溢性皮炎。各种皮肤病鳞屑的颜色也不相同，一般为灰色，亦可呈现深浅不等的褐色、灰色，甚至为黑色，如汗斑、鱼鳞病。鳞屑中混有少量浆液性炎性渗出者，称"鳞痂"，常见于亚急性皮肤炎症。

中医认为，鳞屑是阴虚血亏，皮肤不得润泽所致。鳞屑有糠秕状鳞屑、落叶状鳞屑和鱼鳞状鳞屑 3 种形态。就其性质而言，又可分为干性鳞屑和油腻性鳞屑两大类。血虚者，往往皮疹干硬，红肿不明显，有皲裂，有肥厚结痂性鳞屑；阴虚者，往往皮疹发红，鳞屑较薄，有鲜红色皲裂，发痒；血热，气分有热者，常有大片红肿皮疹，薄鳞屑，伴口渴；气虚者，皮损多呈白色，为白色糠秕状鳞屑。

（2）糜烂：糜烂是由于水疱、脓疱的疱壁破溃，或者痂皮脱落，所显露出的潮湿面。糜烂多由湿热所致。愈后一般不会留下瘢痕。急性者，多属湿热、风热、毒热之证；慢性者，多为寒湿证。

（3）痂：痂是疱液或脓液干燥后，凝结而成的一层疮上甲。痂，可薄，可厚，或柔软，或脆硬，与皮肤粘连。痂可以分为脓痂、血性痂和浆痂 3 种。中医认为，带有脓液的痂，叫作"脓痂"，为热毒未清所致；带有血性的痂，叫"血性痂"，是血热未除导致的；橘黄色的痂，叫"浆痂"，多为湿热引起。

（4）抓痕：抓痕为指甲或锐器，强力搔抓后，在皮肤上遗留的点状或线状表皮剥脱。常见于瘙痒性皮肤病。抓痕，既可发生在正常皮肤上，亦见于已有损害的皮肤上。浅者，仅损及角质层或棘层；深者，可达真皮乳头层。抓痕的表面，可凝有血痂，亦可伴继发感染。愈后是否会留下瘢痕，需要视损伤的深浅程度。

中医认为，若抓破表皮后，又结血痂，为内热引起；抓后遗留白线者，则为风盛或内燥所致。

（5）皲裂：皲裂就是皮肤上的裂纹，是由于慢性炎症，致使皮肤发生浸润肥厚干燥，弹性降低，在遇到机械或牵引等外力时，形成的深浅不等的皮肤裂伤。深者，可损及真皮深层，甚至皮下组织，多见于足跟及关节附近，愈后会遗留瘢痕；浅者，只损伤表皮，愈后不留瘢痕。中医文献有"燥胜则干，寒胜则裂"的说法，认为皲裂多与寒、燥相关。

（6）胼胝：胼胝是一种边缘不十分明显，呈黄色片状，表面光滑，触之坚实的损害。胼胝是由于慢性刺激，长时间压迫、摩擦，致使表皮角质层过度增生所致。多发生在身体与外界的摩擦部位，如掌跖部。

中医将胼胝称为"牛程蹇"。

（7）瘢痕：瘢痕是由于遭受外伤，或虫咬，或生疮，或长疖后，皮肤上遗留的一种缺少正常皮纹的继发损害。瘢痕是溃疡或皮肤深层组织遭到破损后，在修复过程中，由新生结缔组织代替失去的上皮组织所形成的。瘢痕表面光滑，皮肤腺萎缩退化，皮肤沟纹消失，毛发无存。瘢痕的大小、形状，与原有溃疡或皮肤破损的大小、形状，基本相同。有的瘢痕，萎缩凹陷，如萎缩性瘢痕，表面柔软，毛细血管清晰可见；有的肥厚高起，如增殖性瘢痕。

若见红色或蔷薇色，则为新鲜瘢痕；暗红色，为陈旧性瘢痕。萎缩凹陷性瘢痕，见于慢性盘状红斑狼疮、瘰疬性皮肤结核等；肥厚高起性瘢痕，可见于部分烧伤、手术后的患者。

（8）色素沉着及色素减退：色素沉着多继发于慢性炎症性皮肤病，是血红蛋白及色素细胞增殖所致，呈深浅不一的褐色，有暂时性的，亦有经久不退者。色素减退可见于某些慢性炎症性皮肤病愈后，如银屑病；或浅在性真菌性皮肤病，如变色糠疹。色素减退大多可以恢复。

中医认为，色素沉着和色素减退，与气血不和有关。若色素沉着为淡褐色，多属血虚失华；皮肤呈现黧黑色，或为肾有瘀痕，或是肾虚导致的。

（9）皮肤萎缩：皮肤萎缩是皮肤的退行性改变。可原发，亦可继发于某些炎症性皮肤病。皮肤萎缩，多由皮肤深层的炎性浸润吸收后产生，可发生于表皮或真皮，亦可二者同时被累。萎缩的皮肤，变薄，表面光滑，或紧张，或松弛，其保护作用降低。皮肤萎缩，见于盘状红斑狼疮、硬皮病，以及各种皮肤萎缩症。

（10）苔藓样变：苔藓样变表现为皮肤增厚，嵴沟明显，众多聚集的三角形或多角形扁平片状、或编席纹状丘疹。表面干燥、粗糙，呈淡褐色，伴鳞屑、抓伤、色素沉着。重者，硬如皮革。苔藓样变，多为慢性皮肤病长时间搔抓、摩擦、机械性刺激所致。见于慢性神经性皮炎、慢性湿疹等。

## 六、自觉症状辨证

1. 辨"痒" 痒是皮肤病最为常见的自觉症状之一，亦是引起搔抓和摩擦的原因。痒有阵发性、持续性的特点，可局限于身体的某一部位，亦可泛发全身。不同的人对痒的反应不同；痒的轻重程度，亦与发生的部位和皮肤的状态有关。肛门、外阴等部位，对痒特别敏感；干燥的皮肤更易引起瘙痒。引起瘙痒的原因很多，外因有气候变化、寄生虫（如疥虫）的活动、昆虫的刺螫，以及食用某些药物、饮料等；内因有精神紧张、皮肤温度升高、皮脂腺分泌减少等。痒常见于湿疹、接触性皮炎、荨麻疹、扁平苔藓、疱疹样皮炎、疥、虱病、蕈样肉芽肿、恶性淋巴瘤，以及一些炎症性皮肤病。瘙痒亦可见于某些全身性疾病，如糖尿病、严重肾功能不全、甲状腺功能障碍、闭经等。

中医认为，"诸痛痒疮，皆属于心"，明确指出了瘙痒与神经之间的相互关系。痒有风痒、湿痒、热痒、虫痒之分。风热相搏，脾湿、脾虚，均可致痒。发病急，变化快，走窜无定，遍体作痒，时作时休，为风痒；水疱糜烂，渗液浸渍，时时作痒者，为湿痒，多属脾虚，患者常表现为舌苔白腻，脉沉缓或滑；皮肤红肿灼热，痛痒相兼者，为热痒，患者的舌质红，舌苔黄，脉弦滑或数；若痒痛有匡廓，若虫行，痒有定处，遇热更甚，外用杀虫药可明显止痒，为虫痒。还有一种血虚所致的痒，表现为泛发全身，皮肤干燥脱屑，甚或浸润肥厚，舌质淡、有齿痕，脉沉细或缓。此外，疮疡脓出肿消后，生长新肉，收口渐愈时，亦可微微作痒，犹如虫行。

**2. 辨"疼痛"** 生活中，如果遇到尖锐的利器或者过热的东西，人们都会下意识地躲避，那是因为利器和高温，会让人产生疼痛的感觉。其实，一定强度的机械、化学和温热刺激，都会令人产生疼痛的反应。痛觉实际上是一种保护机制，是皮肤在受到刺激后，对伤害所发出的警告。不同的皮肤病所发生的疼痛，性质不同：带状疱疹为针刺样痛；结节性红斑为灼痛；皲裂为割痛；鸡眼、跖疣如锥刺痛。辨别不同性质的疼痛，对皮肤病的诊断十分重要。

中医认为，疼痛是气血壅滞，阻塞不通所致。所谓"通则不痛，痛则不通"。痛有定处，多属血瘀；痛无定处，多为气滞。疮疡之痛，则属心火。若痛呈游走性，多为风湿之邪所致。热痛，表现为皮色红肿；寒痛，则皮色不变。虚痛，喜按，喜温；实痛，拒按，喜冷。

**3. 辨"麻木"** 中医将感觉迟钝，或麻木，称作"不仁"，认为麻木是由于营卫俱虚，经络阻隔，气血不通所致。所谓"邪在于络，肌肤不仁"，营卫俱虚，则不仁且不用。

**4. 辨"冷热"** 怕冷，怕风，表示有"外寒""内寒"之证。外寒者，全身有紧缩感，怕冷，遇冷则起鸡皮疙瘩，或痒加重。内寒者，脊背发凉，气虚畏寒。肾虚者，手足厥冷，喜暖怕冷，甚至腰以下犹如泡在冷水之中。

不怕冷而恶热者，多为内热炽盛，口渴，喜冷饮，烦躁不安，热则痒重。如咽干、怕热，脉滑数，舌质绛红，则为营血郁热，或阴虚生热。

**5. 辨"二便"** 大便秘结，干燥难解，多为实证；久病、老人或产妇大便困难，多为津亏血少，或气虚。大便稀溏，多为脾胃虚寒；黎明即泻（五更泻），为肾阳不足；水泻，为湿重。

小便黄而少，为实证；排尿不畅，或尿痛，为膀胱湿热。小便清白，为虚寒；兼有频数者，多属气虚或肾气不固。

6. 辨"月经" 月经提前，色红或紫，多为血热；量多而色淡，多属气血不足；月经后错，色淡量少，多属血虚；经色紫暗、有血块，小腹胀痛，多属气滞血瘀；经色紫暗，小腹冷痛，多属寒证；经前腹痛，多属气滞血瘀；经后腹痛，多属虚寒；经来日久，淋漓不断，多为脾不统血。

7. 辨"口渴" 口渴喜饮，属阳明经内热；口渴不喜饮者，乃内湿阻于胸膈，津液不能上承所致。湿热者，往往口渴、口苦；阴虚口渴者，往往不喜饮，用水润之即可。

8. 辨"饮食" 食欲好，伴口臭，口苦，喜冷不喜热，胃痛不喜按者，多属胃热；食欲减退，喜热不喜凉，胃脘饱胀，吐酸，打嗝，腹痛，腹泻者，多属脾胃虚寒。

## 七、观色知病

观察皮肤颜色的改变，对于判断疾病，意义重大。如果一个人皮肤的颜色，与其平时的肤色相比，发生很大变化，并且排除了正常的外来影响，就要考虑疾病发生的可能性。

皮肤、黏膜变得苍白，有可能是由于皮肤内的毛细血管痉挛，或者血管内的血液供应不足，或者血液中血红蛋白含量减少引起贫血所致。可见于寒冷、惊恐、虚脱、主动脉瓣关闭不全、贫血、内脏出血等。

一般而言，身体的裸露部分，以及乳头、腋窝、生殖器官、关节、肛门周围等处的皮色，比其他部位要深。如果这些部位的皮色明显加深，或者身体的其他部位，甚至全身皮肤色泽加深，称为"色素沉着"，排除日晒等因素，就应该考虑是否染上了疾病。"色素沉着"，可见于慢性肾上腺皮质功能减退症、肝硬化、肝癌晚期、肢端肥大症、黑热病、疟疾等；服用某些药物，如砷剂、抗癌药等，亦可引起程度不同的皮肤色素沉着；如果在口唇、口腔黏膜，以及指（趾）端的掌面出现黑色小斑点，往往见于胃肠息肉病。

妇女妊娠 3～4 个月以后，脸上有可能出现对称性黄褐色或淡黑色的斑块，大小不等，多分布在两颊、前额及口唇周围，也可出现在鼻梁或下巴等处，这种黑褐色斑块，称"妊娠斑"。"妊娠斑"绝大多数没有病理性意义，仅有少数与全身性疾病有关，可见于慢性肝病，或女性生殖系统疾病，如子宫肿瘤、卵巢肿瘤、月经不调，或闭经等。

皮肤毛细血管扩张、充血，血流加速，血液中红细胞数目增多，可使皮肤呈红色，常见于大叶性肺炎、肺结核、猩红热等发热性疾病，以及阿托品中毒和一氧化碳中毒等。若皮肤持久性发红，则有可能是肾上腺皮质激素分泌增多所导致的内分泌疾病；系统性红斑狼疮患者，可在其两颊和鼻梁部见到蝶形红斑，为鲜红或紫红色，边缘可清楚，亦可模糊，表面光滑。

如果血管中的血液运行不畅，或者血液瘀滞，或者血液中的含氧量低，则会使该处的皮肤呈蓝红色，甚至青紫色，医学上称之为"发绀"。常常在舌、口唇、耳廓、面颊、肢端显现。

此外，过多食用胡萝卜、南瓜、橘子汁等，亦可使血液中胡萝卜素的含量明显增加，致使皮肤变黄，这种情况一般仅出现在手掌、足底的皮肤。长时间服用黄颜色的药物，如阿的平、呋喃类药，肤色也可变黄。多发性神经纤维痛的患者，皮肤上常有大块棕黄色的色素斑。

对于皮肤颜色的变化，不可疏忽大意，但也不要过于神经紧张，过度忧虑。

# 八、"辨证"与"辨病"的关系

中医四诊，难免受到主观因素的影响。比如，对皮损的颜色、光泽、硬度、皮温、疱壁的紧张度等所作出的判断，很容易出现误差；而借助实验室检查，辅之以仪器，再利用其他现代医学检查方法，则能比较客观地反映疾病的全貌，从而提高诊断的准确性。临床上，假如不对红斑狼疮患者进行血、尿常规以及免疫学的检查，就难以作出明确诊断，也不可能对疾病的转归以及预后作出判断。伴随着医学科学的进步，电镜、免疫荧光、同位素标记等新技术已经在临床得到广泛应用，大大提升了皮肤病的诊断水平。

中医治疗疾病，往往先要"辨证"，然后才能"论治"；西医治病，第一步必须诊断清楚，因为诊断是治疗的前提和基础，而所谓诊断，就是"辨病"。"辨证"与"辨病"，二者的对象一样，都是针对疾病；目标一致，都是为了把病治好。但是，中医的"证"与西医的"病"又不尽相同，同一种疾病，可以有不同的证候，而不同的疾病，又可能出现相似的证候，正所谓"同病有异证，异病有同证"。回顾采取中西医结合的方法治疗皮肤病所走过的道路，可以这样认为，熟练掌握中、西医两种方法，能够取得更好的治疗效果，帮助更多的患者摆脱疾病的困扰。

"辨证"与"辨病"的结合，实际上就是西医的辨病诊断与中医辨证施治的结合。临床中，每遇患者，医者首先要依据中医理论，通过望、闻、问、切，对疾病实施详细、准确的辨证，再应用现代医学方法，对每一个证进行全面分析，力求找出客观的临床指标，明确诊断，从生理、生化、病理等方面揭示疾病的病理机制，让辨证与辨病更加客观化、规范化，只有这样，所得出的结论，对疾病的治疗才更有意义。辨病与辨证相结合，能够吸取中西医学之长，既重视局部的病理损害，又重视疾病过程中的整体反应与动态变化，对原有的西医学与中医学诊断都有补充和发展。

　　具体来讲，辨病与辨证的结合，可以有以下几种形式。其一，西医学辨病诊断结合中医学的辨证治疗，即：以西医学辨病诊断为主，再结合中医学的辨证，将某一种皮肤病分为若干型，每一型按照一个主方进行论治。其二，以中医辨证为基础，结合西医的辨病来论治，即：以中医学的"证"为主，再结合西医学的诊断，加入更有针对性的药物，如银屑病的发病与呼吸道感染有关者，治疗时可以加些抗感染的金银花、山豆根、板蓝根等药，以提高疗效。其三，舍"病"从"证"，或舍"证"从"病"。如果疾病在某一阶段的表现以"证"为主，则应该舍"病"从"证"，反之亦然。如天疱疮的早期急性发作阶段，以"病"为主，此时，足量的糖皮质激素是抢救患者的关键；待病情稳定，皮损得到控制后，用药的着重点则可以转向"证"，按照中医辨证的理论和方法，分型论治，分别采用清热、利湿、滋阴的药物，这样的治疗才更有针对性，更加对证，也才能取得更为满意的治疗效果。

　　将"辨证"与"辨病"结合起来，实际上对临床医师提出了更高的要求。医者必须辨证准确，再应用中医理论进行辨证分型，遣方用药；还要掌握现代医学的诊断技术，对疾病进行明确诊断。唯有如此，才能发挥中西医各自的优势，取得最佳的治疗效果。

# 第七章

# 中医外科学发展概述

皮肤显露于外，是人体抵御外邪的重要器官，同时，也是最容易受到伤害的部位。如前所述，内因、外因和其他因素，都可能导致皮肤出现问题。得了皮肤病之后，人们自然就要想方设法找到治疗的方法。皮肤病自远古以来，一直隶属于疮疡外科疾病的范畴，中医文献中有众多关于治疗疮疡以及皮肤病的记载。

## 一、远古时期

远古时期，人兽杂处，生活环境异常险恶，先人们随时都有可能遭受猛兽蛇蝎的伤害；氏族部落之间的械斗；"穴巢而居"的生活，加之上下之纵跃；劳动工具的简陋，跌仆损伤、碰撞扭挫而致疼痛、肿胀，经常发生。感到疼痛时，古人会有意识地在负伤部位用手按压、抚摸。见到伤势严重者，他人也会施以同样的方法。后来，人们发现，这些简单的动作，能起到散瘀消肿、减轻疼痛的作用，最早的按摩术由此诞生。

远古时期，人们生活在山林或洞穴之中，夏季和烈日相搏，冬季与霜雪抗争，当被野兽咬伤，或者在寻找食物的过程中被刺伤体表，引起出血的时候，就下意识地用手指压迫，或者用泥土、捣烂的草茎、树叶、苔藓、唾液等涂抹伤口，能够起到止血的作用，于是渐渐发现，某些植物有止血的作用，一些树脂能杀菌、防腐、促进血液循环，由此就产生了最早的用以止血、消炎的外治敷贴法。

随着生产工具的改进，以及与疾病抗争经验的积累，古人开始使用兽角进行"杯吸术"，用棘刺、甲壳、兽骨、鱼刺、砭石……去除异物，开放脓肿，实施放血，这便是最早的"角法"和"针刺放血术"。

人类由最初怕火，到接近火，进而引用火种，保留火种，直至能够人工取火，经历了漫长的时间。火的使用，不仅扩大了食物的来源，改善了居住条件，增加了狩猎和防护能力，而且，火能使生食变成熟食。熟食可以缩短食物的消化、吸收过程，大大促进了脑的发达和体质的增强，并且减少了消化道疾病的发生。火还很快用于医疗实践。人们在围火取暖的同时，逐渐懂得，用烧热的石块和砂石，熨烫身体的某个部位，可以减轻或消除因寒湿引起的病痛；用某些干枯的植物茎叶做燃料，进行局部的温热刺激，能治愈腹痛、腹泻等疾病，最早的"热熨法"和"灸法"由此产生。

远古时期，人们经常用石质的工具刮剥兽皮，切割兽肉，坎砸兽骨，而这些石质的工具应用在人体上，就成为最早的手术器械。

按摩、敷贴、热熨、针刺、放血、截肢、截骨、复位……这些最原始的操作手法，构成了远古时期外治法的萌芽。

## 二、先秦到三国时期

清光绪年间的某一天，时任国子监的主管官员王懿荣首次发现甲骨文。甲骨文记载的内容极为丰富，涉及商代社会生活的方方面面，包括政治、军事、文化、社会习俗，也涉及天文、历法、医药、科学技术等方面。殷墟卜辞中有不少关于外治法的记载，足以说明，外治方法在当时已经在医疗实践中占有很大比例。

甲骨文，以及殷商时期青铜器上的铭文，已经有"疥"（皮肤病的一种）、"疕"（头面的疮伤）等的出现，记载了7~8种病名；在医疗器械方面，有"针""砭石""镵石"的记载。元代齐德之在《外科精义·砭镰法》中说："《内经》谓针石、砭石、镵针，其实一也。"毫无疑问，这些工具，就是我国最古老的医疗器械。

《周礼》记载："疡医掌肿疡、溃疡、金疡、折疡之祝药，劀杀之齐。"郑玄注："祝，当为注……谓附著药。""劀"是刮去或除去脓血，"杀"是以腐蚀剂祛除恶肉（已坏死的组织），这应该是药物和手术的混合处理方法。《黄帝内经》记载了多种皮外科疾病的病名，如大丁、痤、痈疡等。《素问·异法方宜论》曰："东方之域……鱼盐之地，海滨傍水……其病皆为痈疡，其治宜砭石，故砭石者，亦从东方来。"同时还记载了镵石、针、艾、按摩、熨贴等多种疗法。《周礼·天官·庖人》云："夏行腒鱐，膳膏臊。"郑玄注引汉郑司农曰："膏臊，豕膏也，以豕膏和之。""豕膏"即猪油。可见，当时豕膏用以调味。《灵枢·痈疽》记载："……疏砭之，涂以豕膏。"这应该是现存最早的以文字形式记载的用猪油制成的膏药。《周礼·天官》还记载："凡疗疡，以五毒攻之，以五气养之，以五药疗之，以五味节之。"五毒，即石胆、丹砂、雄黄、矾石、磁石。根据郑玄的解释，将五药"烧之三日三夜，其烟上著，以鸡羽扫取之以注创，恶肉破骨则尽出"。这类似后世外科主要外用药——"升药"的炼制操作过程。

战国时期著名医学家扁鹊，医术高超，除了用汤药治疗疾病外，还善用针灸、按摩、熨贴及手术疗法。他曾运用针、熨、敷等外治方法，成功地挽救了虢国太子的"尸厥证"，"起死回生"这个成语即由此而来。西汉名医淳于意，精于望诊和脉诊，也善于辨证，采用外治疗法，为蓝川王治疗"厥证"时，针对其身热、头痛的主要症状，采用"寒水拊其头"的方法，并辅以针刺阳明脉，取得显著疗效。说明早在2 000多年前，古人已经能够采用物理降温法，治疗高热患者了。

1973年，在湖南长沙马王堆三号汉墓，出土了大量医药帛书，其中的《五十二病方》，是到目前为止所发现的最早的一部医学文献。该书出土时，本无书名，因为在目录中列有52种病名，并且在这些病名之后，考古学家发现了"凡五十二"的字样，据此，整理者将该书命名为《五十二病方》。该书是马王堆三号汉墓所出土的医书中，内容最丰富的一部，涉及病名100多个，治疗方剂280余首，药物240多种，是我国现存最古老的一部医学方书。

《五十二病方》所记载的病名，涉及内、外、妇、儿、五官等各科疾病，其中尤以外科病最为多见，包括了外伤、动物咬伤、伤痉（破伤风）、痈疽、溃烂、肿瘤、皮肤病和肛肠病。对某些病症的认识，已达相当水平。对于螟病（很可能为麻风病）的症状，该书这样描述："冥（螟）者，虫，所啮穿者□，其所发毋恒处，或在鼻，或在口旁，或齿龈，或在手指□□，使人鼻抉（缺）指断。"反映出对麻风病的发病特点和症状的认识，已非常深刻。书中还有这样的记载："伤痉：痉者，伤，风入伤，身信（伸）而不能诎（屈）。""伤而颈（痉）者……其病甚弗能饮者，强启其口，为灌之。"十分清晰地描述了痉病（破伤风）的两个主要症状：角弓反张和牙关紧闭。这些记述，在中国医学史上是最早的，并且都已被现代医学所证实。《五十二病方》记载240余种药物，有草、谷、菜、木、果等植物药，也有兽、禽、鱼、虫等动物药，还有雄黄、水银等矿物药。很多药物的功效和适应证，都与后世医药文献和临床实践相吻合。该书还记载了灸、熨、熏蒸、药浴、涂、敷贴、砭法、角法、按摩、手术，以及香囊佩戴等10余种外治方法，和"颐痈""痈首""骨疽"等多种外科病名，以及"白处""瘙""疥"等皮肤病的治疗方法。《五十二病方》较全面反映了西汉以前中医外治法发展的概貌。

东汉末年的华佗，被后人誉为外科鼻祖。《后汉书·方术列传下》有这样的记载："华佗，字元化，沛国谯人也……精于方药，处齐不过数种，心识分铢，不假称量，针灸不过数处。若疾发结于内，针药所不能及者，乃令先以酒服麻沸散，既醉无所觉，因刳破腹背，抽割积聚。若在肠胃，则断截湔洗，除去疾秽，既而缝合，傅以神膏，四五日创愈，一月之间皆平复。"可见，华佗已经能够应用麻醉剂，而且还能实施开腹手术。可惜，由于华佗被杀，所著医书亡佚，麻沸散、神膏失传，仅存于医藏目录当中。

东汉末年，医圣张仲景在《金匮要略》中，记载了鼻内吹药、塞鼻、灌耳、舌下含药、润导、浸足、坐药、扑法、洗法、熏法、暖脐法、点药烙法、温覆取汗法、温粉止汗法、头风摩顶法，以及抢救自缢而死的类似现代人工呼吸法等 10 余种外治方法。张仲景最早应用通便的栓剂和治疗妇女阴道生疮的阴道洗涤剂，还用黄连粉治疗浸淫疮（即现在所说的脓疱病）。《金匮要略》丰富和发展了中医外治法的内容，所列举的诸多方法，有证有方，方法齐备。所以，清代外科名医吴师机，又将医圣张仲景誉为"外治之祖"，实乃名副其实也。

## 三、晋唐宋元时期

南北朝时期，南齐龚庆宣所著《刘涓子鬼遗方》，是我国现存第一部外科学专著。该书有对痈疽的鉴别诊断，总结了金疮、痈疽、疮疖和皮肤病的治疗经验，内治法和外治法的处方共 140 个。该书所总结的一些治疗经验，如外伤用止血、收敛、止痛药，痈疽用清热解毒药，以及肠痈用大黄汤，并指出脓成时不可服用……都被后世的临床实践证明是确实有效的。"痈大坚者未有脓，半坚薄半有脓，当上薄者都有脓便可破之。所破之法，应在下逆上破之，令脓得易出。"这段文字，是对有脓、无脓鉴别的经验总结，而对脓肿切开方法的描述，颇具临床实用价值。该书还有用水银治疗皮肤病的记载。书中有许多前所未见的病名和方药，大大丰富了中医外科学的内容。

东晋时期，有位极具传奇色彩的三栖跨界人物——葛洪，他集道教学者、炼丹家和医药学家于一身。真正奠定葛洪医药学家地位的，是他所撰写的《肘后备急方》。该书记述了一些常见急症的简便疗法，被称为中国医学史上第一本"临床实用手册"，就其性质而言，颇似现在所说的"急救手册"。书中收集了大量应对急症所用的方药，都是葛洪在行医、游历过程中，精心筛选出来的。他特意挑选一些容易找到的药物，即使花钱购买，也非常便宜，一改从前救急药方不易懂、药难找、价钱昂贵的弊端。葛洪特别重视灸法在急救中的应用，并用浅显易懂的语言，告诉他人如何操作，让不懂针灸的人，也可效仿。《肘后备急方》还记述了一些传染病的证候和诊治方法。该书对天花的症状，以及危险性、传染性的描述，都是世界上最早的。难能可贵的是，葛洪还记载了被疯狗咬伤后，用疯狗的脑涂抹在伤口上治疗狂犬病的方法（到了19世纪，法国著名微生物学家巴斯德通过研究狂犬病，证明病原体存在于患兽唾液及神经系统中，并制成病毒活疫苗，成功地帮助人获得了该病的免疫力）。葛洪在其另一部著作《抱朴子》中，生动描述了汞与丹砂的还原变化实验："丹砂烧之成水银，积变又还成丹砂。"后世外科普遍使用的"升丹""降丹"，正是葛洪在化学实验中得来的。葛洪去世1 600多年后的2015年，我国药学家屠呦呦因开创性地从中草药中分离出青蒿素，应用于疟疾的治疗，被授予诺贝尔生理学或医学奖，其灵感正是来自葛洪的《肘后备急方》。屠呦呦说："当年我面临研究困境时，又重新温习中医古籍，进一步思考东晋葛洪《肘后备急方》中有关'青蒿一握，以水二升渍，绞取汁，尽服之'的截疟记载。这使我联想到提取过程可能需要避免高温，由此改用低沸点溶剂的提取方法。"此外，葛洪还首先记述了泥疗的外治方法，如"猪膏和白善土傅之"（《本草纲目》引《肘后方》）治疗代指肿痛（"傅"在古代同"敷"，"代指"是爪甲部之急性化脓性感染）。葛洪还指出，治疗小儿丹毒，用"多年灶下黄土末，和屋漏水傅之，新汲水亦可，鸡子白或油亦可，干即易"（《本草纲目》引《肘后方》）；后人受他的启发，广泛推行这个合乎科学的治疗方法。

隋代巢元方的《诸病源候论》，记载了很多外科病及病名，如阴疮（生殖器部的疮疡）、白秃（发中白癣）、赤秃（发中湿癣）、鬼舐头（秃病）、丹毒（即现代丹毒）等。《诸病源候论·金疮病诸候·金疮肠断候》详细记载了肠吻合术："肠两头见者，可速续之。先以针缕如法，连续断肠，便取鸡血涂其际，勿令气泄，即推内之。"说明隋代创伤、急救术，已具相当水平。

唐代名医孙思邈，是一位伟大的医药学家，所著《备急千金要方》记载了很多脏器疗法，内容极为丰富。例如：食用动物的肝脏治疗夜盲症，吃牛羊乳治疗脚气病，食羊靥、鹿靥治疗甲状腺肿大……都是被现代科学证实了的临床经验。此外，对尿潴留患者，以葱管导尿，应该是世界上记载的最早的导尿术。该书对丹毒、瘰疬、阴疮等许多外科疾病，都有详细的描述。唐代的王焘，曾在弘文馆（相当于国家图书馆）任职达 20 年之久，使他有机会广泛阅读、研究整理历代医学藏书，最终写成《外台秘要》。该书是继《备急千金要方》之后，又一部重要的综合性医书，涉及内、外、妇、儿、精神病、外伤急救与兽医等科的证治；书中记载用水银或雄黄与猪脂混合制成软膏，用于皮肤病的治疗，沿用至后世。

外科尽管在周代已经独立成科，但对于治疗的对象，一直都不十分清晰，直到唐代，才真正开始分科专治。《新唐书·志第三十八·百官三》记载："一曰体疗，二曰疮肿，三曰少小，四曰耳目口齿，五曰角法。"此乃当时的五科分类。外科的范围，可能包括了除耳目口齿之外的一切脓疡、肿疡、创伤、皮肤病、骨折，以及眼睛所能看得到的一切病证病灶。唐代外科文献众多，孙思邈、王焘等先贤的巨著，极大地丰富了外治法的内容，已经有水银膏、藜芦膏等外用药，甚至最早记载了馏油的外用。显然，此时的外用药，已经从单一的"豕膏"，慢慢进步到复杂的软膏制剂了。

宋元时期，国家有专门的外科设置，在外科理论、病证研究，以及治疗技术等方面，都有重要成就。宋元以来，医学书籍倍增。伴随着人口的增加，瘟疫的流行，以及连年不断的战争，医疗实践和医学理论逐渐发展，外科临床治疗经验日益丰富，外治法在用药形式上更加多种多样。《太平圣惠方》中已有多种膏药的处方，比较详细地记述了膏药的制作方法。齐德之的《外科精义》总结了元代以前各种方书的经验，认为外科疾病是阴阳不和、气血凝滞所致，指出治疗疮疡应该辨别阴阳、虚实，采用内外结合的方法，在临床上颇具指导意义。该书还载有"溻渍法"，以及"用汤水淋射之"的冲浴法等外治方法。《世医得效方》是一部有关创伤外科的专著，书中对正骨有精确的记述，记载了如何利用夹板、铁钳、凿、剪刀以及桑白线等器材进行各种创伤手术；还有实施全身麻醉的描述，对于麻醉药的组成、适应证和剂量，都有详尽说明。

## 四、明清时期

明代，中医外科学发展迅速，外科文献众多，疡科医家辈出。

薛己的《外科枢要》总结了外科疾病的理论、经验和方药，并且第一次详细记述了新生儿破伤风的诊治和预防方法。汪机的《外科理例》提出了"治外必本诸内"的思想，创制了治疗破伤风的"玉真散"。王肯堂的《证治准绳·疡医》内容丰富。窦梦麟的《疮疡经验全书》、申斗垣的《外科启玄》、张景岳的《外科钤》均各有特点。在诸多外科文献当中，以陈实功的《外科正宗》成就最大。该书细载病名，各附治法，条理清晰，内容丰富，长于应用刀针手术及腐蚀药，收录了很多唐代至明代的外治方法；后人对《外科正宗》有"列证最详，论治最精"的极高评价，是一部代表明代以前外科学成就的重要文献。对于脓肿的治疗，陈实功强调，要"开户逐贼""使毒外出为第一"，运用刀、针，扩创引流，或采用腐蚀药物，清除坏死组织。陈实功敢于创新，在《外科正宗》中所载截肢术、鼻息肉摘除术、气管缝合术、咽喉食管内异物清除术，以及筒吸脓法、枯痔散治痔法、火针治瘰疬法等，都具有极高的临床价值，充分体现了明代外治法的兴旺发达，也为清代外科学的发展奠定了基础。

李时珍的《本草纲目》，是一部内容丰富、影响深远的医学巨著，辑录了大量古代文献，外治方药也占很大比重；在《百病主治药》中所列的各种病症中，外治方法多达 80 余种；书中还记载了不少穴位敷药疗法，使药物外治法与经络腧穴相结合，大大提高了临床疗效。陈司成的《霉疮秘录》，是我国第一部论述梅毒的专书；该书指出，梅毒由传染所得，且可遗传，主张用丹砂、雄黄等含砷的药物进行治疗，这是世界上最早用砷剂治疗梅毒的记载。

清代，涌现出一批杰出外科大家和具有代表性的著作。祁坤的《外科大成》、陈士铎的《洞天奥旨》（又名《外科秘录》）、顾世澄的《疡医大全》，以及《医宗金鉴·外科心法要诀》，内容丰富。王维德的《外科全生集》，创立了以阴阳为主的辨证论治法则。特别值得一提的是，王维德将其家传秘方阳和汤、醒消丸、小金丹、犀黄丸公之于众，这些药至今仍在临床广泛使用。高秉钧的《疡科心得集》中，辨证立法之思想明显受到温病学说的影响，应用犀角地黄汤、紫雪丹、至宝丹，治疗疗疮走黄，疗效显著。吴师机所著《理瀹骈文》是清代成就最大、最具影响力的一部外治法专著；该书原名"外治医说"，作者取"医者理也，药者瀹（浸渍的意思）也"之意，又因为本书为骈体文写就，故刊成后，改名为"理瀹骈文"。《理瀹骈文》收集、总结了近百种外治方法，并着重介绍吴师机用膏药治病的经验。他说："初亦未敢谓外治必能得效，逮亲验万人，始知膏药治病无殊汤药，用之得法，其响立应。"作者不仅系统整理了千余年来的外治经验，还从理论上做了探讨，很多成果，也可以看成是现代物理学的早期成就。吴师机强调，外治法同样要贯彻中医的整体观念和辨证施治的原则。"凡病多从外入，故医有外治法。经文内取、外取并列，未尝教人专用内治也。""外治必如内治者，先求其本，本者何？明阴阳，识脏腑也……通彻之后，诸书皆无形而有用，操纵变化自我，虽治在外，无殊治在内也。外治之学所以颠扑不破者，此也；所以与内治并行，而能补内治之不及者，此也。"……这些精辟的论述，使外治法之功力初具雏形，能有效引导临床运用外治法治疗内病的方向。

此外，吴师机还将众多外治方法归纳为 3 种，即嚏、填、坐法，创立了表、里，以及半表半里的"三焦分治"的外治体系。《理瀹骈文》的确是一部独具特色的中医文献，对古已有之的外治方法进行了系统总结，并且不断继承和发展，意义重大。

对外治法研究之深入，运用之广泛，文献整理之系统，非清代莫属。外治法在此时得到快速发展。

## 五、中华人民共和国成立后至今

中华人民共和国成立后，国家提出了"团结中西医"的卫生工作方针。"团结中西医"就是把中医放在与西医同等重要的位置，长期共存，以更好地为患者服务；还要用现代科学的方法，对传统中医药进行研究、整理，促进中医的现代化。在学术上，中西医需相互交流，取长补短，以顺应中西医相互影响、相互渗透的发展趋势。中医外科学，和其他学科一样，在中华人民共和国成立后，迎来了全面发展的春天！

1955 年，北京成立了中医研究院，各省市亦先后成立中医药研究所。1956 年，各地的中医学院相继建立，中医院校邀请外科专家来校任教，对历史上外科医家的学术经验进行全面系统的总结、传授，一支从事中医外科的专业队伍由此形成，并且不断发展壮大。近年来，几十种中医外科学专著相继问世；在中医刊物上，发表了不少高质量的，有关外治法的文献整理、理论研究以及临床报道的文章；中医外治法的理论和临床研究，也在不断深入。与此同时，我国民族医药中的外治法经验，得到了整理、开发和应用。1980 年，由广州中医学院主编的《外科学》（中医专业用），作为全国中医医学院外科教学的统一教材，使学生能够系统地学习、掌握中医外科学的理论知识，以及临床常见疾病辨证论治的内、外治法，为培养中医外科专业人才打下了良好的基础。与此同时，大量中医外科学专著不断问世，并且重印了很多有价值的文献。全国各地定期召开的学术经验交流会议，使中医外科学的理论和经验，得到了普及、提高。在外科疾病的诊疗方面，积累了很多有益的经验。中医中药治疗痈、疽、疔疮，采用结扎或注射法治疗内痔，切开加挂线法治疗高位肛瘘，辨证论治治疗脱疽，中西医结合治疗红斑狼疮、硬皮病、毒蛇咬伤、烧伤等，都取得了很大成就；对一些疑难病、危重病，如天疱疮、剥脱性皮炎、皮肌炎等，也逐渐探索出了一些中西医结合的诊治规律。急腹症的中药治疗和理论探讨、针刺麻醉原理的研究、电子计算机在中医临床中的应用研究，等等，亦多有建树。

外治法有很多优势，在临床，日益受到广大医务工作者和医药科研人员的重视，新的科研成果不断涌现，大大丰富了传统中医外治法的内容。中医外治方法，已经由最初的简单治疗，变得越来越复杂多样，并行之有效了。传统的中医理论和临床经验，必须与现代科技相结合，才能惠及更多患者，造福人类，让古老的中医焕发出新的生机与活力。近年来，遵循中医理论，采用现代仪器和设备，许多新的外治方法相继问世，如超声药物透入疗法、超声雾化吸入法、中药电离子导入法、红外线疗法、激光疗法、磁疗、肌电生物反馈疗法、音频电疗法、音乐心理疗法……这些新的治疗方法，借助声、光、电、化、磁的能量，使外用药能够由外而内更好地导入。近年来，每到三伏天，全国各地的中医医院和诊所，都会为患者提供在特定穴位上贴膏药的"贴敷疗法"或"艾灸法"，进行"冬病夏治"；有些医院用脐贴法治疗小儿腹泻。这些新方法的采用，延伸、发展了古代的治疗方法，不仅提高了疗效，也展现出外治法的强大生命力和广阔前景。

传统的外用药，尽管疗效显著，但是其色泽、气味、性状等，难以为今人所接受，如果外用药仍然停留在比较原始的阶段，不在剂型上做出改进，就不能满足现代人便捷、干净、有效的需求，也无法跟上现代社会快速发展的步伐。吸纳现代药物学的研究成果，改革传统外用药的剂型，是中医外用药的发展方向。目前，临床上广泛使用的宁嗽贴膏，属于中药贴膏剂，是在橡胶基质中加入提炼的中药制成；巴布剂，也是一种新型的贴膏剂。贴膏剂的优点在于，有助于表皮的水合作用和角质软化，能够加速药物的渗透与吸收。此外，透皮控释剂如二甲基亚砜、氮酮等，近年来也在临床大力推广。透皮控释剂由防水层、药物层、塑膜层和黏附层构成，能够让药物持续 72 小时缓慢释放；膜剂、化学热熨剂等新剂型，也在广泛应用。

外治法与保健品的结合，已经成为时尚，开发出的新产品种类繁多，有治疗高血压、颈椎病、鼻炎、神经衰弱等病的药枕；含有各种药物的背心、肚兜、护膝、腰带等，也相继问世。这些新产品，从头到脚，应有尽有，有些已经畅销到国外。还有，妇女用的"药用卫生巾"、预防口腔疾病的药物牙膏、治疗白发的洗发精……这些都是对传统衣冠疗法、闻香治病等外治方法的继承和发展。健康保健与现代生活的紧密结合，是外治法的又一大特色。

学者们遵循中医理论，从整体观念、脏腑经络学说入手，运用现代科技手段，对外治法的给药途径和作用机制做了深入研究。外用药的给药途径，可以分为皮肤（经穴）给药和黏膜给药两种。研究表明，药物外治，除了药物本身的作用外，还可以通过经络的传导，达到调节脏腑阴阳、通利气血、扶正祛邪之目的。但是，外治法的种类繁多，有些方法的作用机制，还有待做进一步的深入研究。

中医皮肤科，历来隶属于疮疡外科的范畴，有关皮肤病的记载，多散见于中医疮疡外科的文献当中。1957 年，张作舟从北京医学院（现北京大学医学部）毕业，来到北京中医医院，成为中医皮外科泰斗赵炳南老师的学生，并担任皮外科研究组组长，负责病房的医疗与科研工作。经过长期不断的探索实践，张作舟熟谙医院内外科用药的制作方法，并编写了《内外用药手册》；对皮外科常见病、疑难病做了细致的临床研究，先后写出了有关治疗银屑病、湿疹、神经性皮炎、荨麻疹、丹毒、脉管炎、乳痈、女阴溃疡等病症的文章，相继在专科杂志上发表，同时还总结了一些临床用药经验。在此期间，张作舟还协助赵炳南研制各种内外用药，有些药物至今仍在使用，成为医院的"传家宝"。

1955 年，中央皮肤性病研究所聘请赵炳南筹建中医室，1958 年改成中医科，下设熏药室和针灸室。赵炳南老先生不愧为皮外科的泰斗，他对中医传统外治法颇有研究，并在继承的基础之上，大胆尝试，不断创新。赵炳南老先生将历代熏药疗法加以改进，发明了用"熏药卷"治疗外科疾病的新疗法，解决了制备熏药的设备不易普及，且由于燃烟较重，不利于环境保护的问题。那个时候，在赵炳南的率领下，北京中医医院与中央皮肤性病研究所通力合作，研制成熏药炉和熏药椅等医疗器械。北京中医医院皮外科采用熏药疗法，对几种常见的皮肤病进行临床研究，取得了满意的疗效；对 60 例神经性皮炎的临床观察表明，治愈率达 81.7%。此后，在全国，亦有多例采用熏法治疗皮肤病的报道。

为了整理老中医的治疗经验，北京中医医院党委委派张作舟和马连升两位医师拜赵炳南为师，担任继承总结赵炳南临床经验的工作。他们每天陪赵老出诊，代赵老审阅各种稿件，答复患者的来信。张作舟与其他同事一道，共同编写了《赵炳南老大夫临床心得集》，但因"文革"未能出版，后来医院以此为蓝本，编写了《赵炳南临床经验集》，由人民卫生出版社出版发行。

在北京中医医院工作期间，张作舟亲身感受到了国家对中医事业的重视；见证了老一代中、西医专家在学术上相互尊重、精诚团结、愉快合作的非凡气度；目睹了中医皮肤科从疮疡外科逐步分离、提炼、升华，进而形成现代"中医皮肤病学"的全过程；有幸成为中医皮肤科独立和发展的见证人与亲历者。

在"团结中西医"政策的感召下，20 世纪 50 年代，中央皮肤性病研究所的胡传揆所长亲力亲为，带领西医医师，定期与赵炳南共同讨论典型病例，进行中西医结合治疗皮肤病的探索性研究。李全城副所长亲自跟随赵炳南出诊，为赵老伺诊抄方，这在国民党统治时期，是根本无法想象的。遇到皮肤病的典型病例，张作舟坐在赵老的身边，李全城和他的助手坐在对面，他们分别按照中西医的不同要求，各自书写病例，在给患者诊治疾病的过程中，从病名的确定，到诊断治疗原则的确立，以及用药体会，中西医专家相互借鉴，共同切磋，彼此交流，然后做详细记录。当病例积累到有统计学意义时，中西医的医师分别撰写文章，形成了中西医结合治疗皮肤病的早期成果。

到 20 世纪 70 年代，中医皮肤科逐渐从疮疡外科分化出来，成为一门独立、系统的新兴学科。《赵炳南临床经验集》奠定了现代中医皮肤病学的基础。20 世纪 70～80 年代，全国各地中医医院相继设立中医外科、皮肤科，对皮肤疾病进行诊治；中医院校开设了中医皮肤性病学课程；大量中医皮肤科的专著相继问世。

中医外治法的内容极为丰富，可涵盖临床各个学科，其内容不仅限于药物的外用，更有针灸、按摩、推拿、刮痧等手法。自唐宋以来，特别是元明时期，外科的外用药，在剂型、方剂等方面都有很大发展，为临床治疗提供了宝贵的经验，是取之不尽的财富。

随着社会的进步和人民生活水平的提升，人们对外用药也提出了更高的要求，不仅要求外用药有良好的疗效，还要用法简便，涂抹在皮肤上不影响美观，色泽、气味也能够被接受。这些要求，其实也是我们对外用药进行改进的动力。传统医学只有不断创新，吸收新的科研成果，才能保持旺盛的生命力，也才能更好地造福于人类！

# 第八章

# 外用药的来源及使用原则

## 一、外用药的来源

从医学发展的轨迹来看，外治法的起源，要早于内治法。传统医学，大多为医药合一，特别是遇到疮疡外科的患者，要求医者不仅能辨证论治，遣方用药，用内治法为患者解除病痛，还要掌握研制外用药的本领。正如吴师机在《理瀹骈文》中所说："外治之理即内治之理，外治之药亦即内治之药，所异者法耳。医理药性无二，而法则神奇变幻。"吴师机认为，内治与外治，相得益彰，在治病祛邪上，并无本质区别，只是方法不同而已，医理是一样的。对于多数皮肤病而言，尽管以"内治"为主，但更多的疾病则需要"内外合治"，才可治好；有些皮肤病，如疥疮、手足癣等，甚至单纯采用外治方法，即可治愈。应该说，外用药在皮肤病的治疗过程中，发挥着十分重要的作用。但是，长期以来，众多医家囿于《黄帝内经》"内者内治，外者外治"之说，在治疗"内病"时，往往忽视外治法的运用，形成了只有外科等"外病"才使用外治法的偏见，使得外治法长期被忽视，没能得到应有的发展。1929年，南京国民政府通过"废止旧医案"后，中医遭到歧视、排斥、摧残，甚至被取缔，中医外治法更是一度湮没不彰，踪影难觅。

外用药作用独特，可以直达病所。皮肤科外用药最突出的特点，就是：药物不必经由血液循环，而是直接作用于皮肤的损害部位，使得外用药的作用更加直接、快速、深入，效果更为明显。同时，在采取封包等措施后，可以让药物更好地渗到皮内，加强药效，也便于观察用药后的效果、有无不良反应，让医者可以在治疗过程中，根据患者用药后的反应，随时做出调整。

在经济、科学、文化发展相对落后的古代，受历史条件的制约，传统的外用药，大多由医师个人进行小规模配制；在疮疡外科医师的诊室，总能见到不同规格及用途的外用药，林林总总，摆满了整个药柜，每个医师都有自己的用药特点和经验。

有关中医外治法的记载，仅散见于历代医学文献当中，到了清代，才有关于外治法的专著，但流传并不十分广泛。

皮科外用药的发展，经历了从原始的"豕膏"外涂，到炼丹、膏药、油剂，再到软膏等复杂剂型的一系列发展过程。目前，皮科临床所使用外用药之来源，主要有四。

**1. 长期临床实践经验的总结**　传统中医，是医药合一的医学模式，中医前辈们都有自己配制外用药的经验，流传下来一些确有疗效的传统方药和剂型，有些药物至今仍在发挥着作用。但是，这些传统药物的配制方法，仍然停留在比较原始的阶段，色泽、气味、性状等，不能适应现代社会的发展要求，一些药物难以为现代人所接受。传统医学，必须跟随现代科学发展的步伐不断进步，才能焕发出勃勃生机。

**2. 古代医籍中的传统处方以及流传下来的经验方**　古代医籍所记载的传统处方，以及各类报刊、杂志、各种资讯平台介绍的经验方，是外用药的又一重要来源。这些验方，补充了第一个来源的不足，但是，需要医者在临床实践中，不断尝试，反复验证，才能成为正式的临床外用药品种。

**3. 采用现代科技手段制作的成品**　将传统的经验方与现代科技手段相结合，提取药物的有效成分，对传统剂型进行改良，制成成品，投入市场，这其实应该成为中医外用药的发展方向。传统医学必须与现代科技结合。但是，这种方法投资大，仅限于有条件的医疗机构采用，众多小型中医诊所不具备这样的条件。

如果我们不重视对传统中医外用药进行开发、研究，随着时间的推移，确有疗效的中医皮肤科传统外用药，将逐渐失传，淡出医药市场。用西药完全取代传统外用药，有可能使外用药失去中国传统医学的特色，这将是国家和民族文化上无法弥补的损失，也会给患者带来经济上的压力。

**4. 大规模机械化生产的外用药**　现代西药的研发生产模式是：先在实验室内对药理进行分析，做动物实验，经过一系列的实验，制成成药，完成临床观察，再投入生产，供医院大规模临床使用。这是西药的生产模式，与传统中医外用药有着不同的发展轨迹。目前，中医皮肤科临床所使用的外用药，大多采用大规模机械化生产。在外用药的研制理论，以及外用药的配制方法上，有所突破，许多药物可经皮吸收，达到整体治疗之目的。医药分工协作，相互促进、提升，推动了医学科学的进步，也取得了一些成果。但是，如果医药分工过细，常常造成"医"与"药"的相互脱节，患者无法得到针对自己病情的外用药，致使外用药的生产，满足不了临床的需要，从而影响治疗效果。"医"与"药"，既要分工，也要相互协调，临床医师不仅要掌握常用外用药的药性、功能、药理作用，还要了解药物剂型、基质的特性，只有这样，才能正确使用这些药物。

实验室小规模进行外用药的配制，是皮科提高临床治疗效果、有所创新的重要手段之一，不仅能使外用药的研制更好地与临床相结合，辨证施治，随证调配，以满足每一个患者的不同需求，取得更加满意的疗效，还能为外用药的大规模专业化生产，提供可资借鉴的参考依据。

在采用外用药治疗皮肤病的过程中，首先要根据患者的病情，选用正确的药物；其次，要依据皮损的状况，使用恰当的剂型，唯有如此，才可达到治疗之目的。药性正确、剂型合理、使用方法随证变化，是采用外治法治疗皮肤病的关键之所在。

## 二、外用药的使用原则

皮肤病，虽形于体表，但究其病因，往往与脏腑功能失调有着密切的关系。"有诸内，必形诸外。"很多皮肤病的发生，都是脏腑功能失调的外在表现，因此，在皮肤病的治疗过程中，采用内外结合的方法，才能取得满意的疗效。

古人十分重视外治法的作用，很多医籍都有关于外治法的论述。齐德之《外科精义》指出："夫疮肿之生于外者，由热毒之气蕴结于内也。盖肿于外，有生头者，有漫肿者，有皮厚者，有皮薄者，有毒气深者，有毒气浅者，有宜用温药贴熁者，有宜用凉药贴熁者，有可以干换其药者，有可以湿换其药者，深浅不同，用药亦异，是以不可不辨也。"徐大椿在《医学源流论》中也说："外科之法，最重外治。"足以说明，前贤对外治法重要性的认识。

中华人民共和国成立后，中医皮肤科逐渐从疮疡外科分化出来，成为一门新的学科。在皮肤病的治疗过程中，对外用药的探索，也在不断深入。但是，就目前来讲，有些皮肤科的外用药，还处于发展的初期阶段，尚需不断完善。皮肤科多年的临床经验告诉我们，一些皮肤病，如荨麻疹等，单纯采用内治法即可治愈；更多的皮肤病，如湿疹、银屑病、白癜风等，则需要内外结合，标本兼治，才能取得满意的疗效；而有些皮肤病，如手足癣、疥疮等，单纯采用外治法就能治好。外用药的使用，是皮肤科临床医师必须熟练掌握的重要治疗手段，对提高皮肤病的治疗水平，有着特别重要的意义。

在外用药的使用过程中，需要考虑以下四方面的问题。

**1. 根据药物的药理性能选择适宜的外用药** 《素问·至真要大论》中有关于治则、治法的精彩论述："寒者热之，热者寒之，微者逆之，甚者从之，坚者削之，客者除之，劳者温之，结者散之，留者攻之，燥者濡之，急者缓之，散者收之，损者温之，逸者行之，惊者平之，上之下之，摩之浴之，薄之劫之，开之发之，适事为故。"医者在治疗疾病的过程中，无论让患者口服内用药，还是使用外用药，都要遵循这些重要的治疗原则。

湿热炽盛所致的急性湿疹、皮炎等病，皮损表现为焮赤、肿胀，甚至渗出，糜烂，治疗时应选用清热利湿的药物，如黄芩、黄柏、蒲公英、马齿苋、泽泻、茵陈等；而对于慢性肥厚苔藓样皮损，则要以软坚散结、活血化瘀、通络止痛之药物加以治疗，如莪术、贝母、五倍子、升丹等。

临床中，每遇患者，医者首先要通过望、闻、问、切，对患者的全身症状进行辨证，同时，还要重视局部皮损的表现形态，再根据药物的性质，选择合适的药物。

**2. 掌握好外用药的使用浓度** 皮肤病的治疗，除了诊断正确、药物选用合理，在配制外用药时，还要根据患者的病情，掌握好外用药的使用浓度。因为，同一种药物，浓度不同，其作用可能是不一样的；不同的疾病，对药物的浓度要求，也不尽相同。另外，在使用外用药时，医师还要考虑到患者的年龄、性别，皮损部位对药物的耐受性，以及患者对药物的敏感性等因素，以避免出现药物的原发刺激。

红升丹，是中医疡科的传统外用药，具有化腐、生肌之作用，但是，不同浓度的红升丹，其作用效果是不同的。纯红升丹，是药性峻猛、腐蚀性很强的药物；若将红升丹稀释到 1/2 则称"五五丹"，稀释到 1/9 则称"九一丹"，均是化腐生肌、煨脓长肉之药。西药的水杨酸，20% 以上浓度时，为腐蚀剥脱剂；5%～10% 中等浓度时，有角质溶解作用；1%～3% 低浓度时，则不仅无腐蚀、刺激作用，反而能促进角质层的形成。

此外，不同的疾病，对药物的浓度要求也是不一样的。对于痤疮、脂溢性皮炎患者而言，若外用 3% 的硫黄霜，则有祛脂、消炎的作用；而治疗疥疮，则必须使用浓度在 10% 以上的硫黄霜，才可达到杀灭疥螨，治愈疾病之目的。

**3. 选择适宜的外用药剂型** 剂型是所配制药物的物理形态。不同剂型的药物，其物理、化学性能，各不相同。剂型的特性，对皮肤病的治疗效果，会产生极大的影响。临床中，如果剂型选用不当，不仅难以达到满意的治疗效果，还有可能使病情加重。急性湿疹、皮炎，在渗出阶段，选用清热解毒的药物是正确的；但是，如果在渗出阶段，采用软膏剂型进行治疗，非但起不到清热解毒的作用，反而还会影响到皮损的散热和炎症的吸收，根本无法达到消炎之目的，甚至令糜烂、渗出更为严重。渗出阶段正确的治疗方法，应该是选用水剂进行湿敷，如此才可达到清热、消炎之目的。而对于慢性苔藓肥厚样湿疹、银屑病等，则必须选用软膏剂型，以利于角质软化，鳞屑脱落；若使用水剂，就难以达到治疗的目的。

随着社会的进步和人民生活水平的提高，人们的审美情趣也在发生变化，对外用药提出了更高的要求。不仅要求外用药有良好的疗效，还要用法简便，涂抹在皮肤上，不影响美观，色泽、气味也能够被接受。患者的需求，正是我们努力的方向。传统医学必须与现代科技相结合，才能焕发出勃勃生机，造福更多患者。采用现代科学的研究成果，不断对外用药的剂型进行改进，才能推进医学科学的进步。

**4. 使用外用药的正确方法** 医师在使用外用药治疗皮肤病时，不仅要从药性、浓度、剂型等几个方面进行考量，还要采用正确的方法。若方法不当，即使药性、浓度、剂型都正确，也无法达到治愈疾病之目的。同一种皮肤病，由于处在不同的发展阶段，其外在表现各不相同，外用药的使用方法也不一样。如湿疹，在亚急性阶段，以使用乳剂为宜；若发展到慢性阶段，对于慢性苔藓肥厚的皮损，则以油剂最为合适，而使用时，如果包封法和薄涂法交替使用，即晚间包封，白天薄涂，则效果更佳；对于急性湿疹的渗出期，则采用湿敷的方法为好，且使用湿敷时，还要考虑到皮损的范围、大小、所处的季节，以及患者的年龄等因素，以决定每日湿敷的次数和每次湿敷时间的长短。

此外，在使用外用药时，还应该特别注意，娇嫩、敏感部位，要采用低浓度的药物，以避免高浓度的药物产生原发性刺激，不利于疾病的痊愈。

总之，临床上采用外用药对皮肤病进行治疗，一定要紧密结合患者的症状。首先，做到诊断正确；其次，在选择外用药时，要考虑药物的药性、药物的浓度、药物的剂型；再次，外用药的使用方法要正确。唯有如此，才能达到治愈疾病之目的。

# 第九章
# 皮肤科外用中药制剂的常用术语

## 一、药物

药物，指的是临床使用的治疗和预防疾病的物质。药物是人类在长期与疾病抗争的过程中，不断发现、积累，逐渐丰富发展起来的。早在1 800年前的东汉末年，我国就有了最早的药物学专著——《神农本草经》；该书总结了汉以前的药物知识，绝大多数疗效可靠，如黄连治痢、麻黄治喘、水银治疥疮，等等，这些药物，直到今天，也证明确有疗效。《神农本草经》不仅记载了药物知识，还总结了四气五味、寒热补泻、七情配伍等药物学理论。

中医药物，一般是指常用的本草药，包括植物、动物和矿物类药物，如苦参、黄柏、皂角、露蜂房、蜈蚣、全蝎、硫黄、朱砂、雄黄、滑石等。外用药还包括一些中药的化学药品，如芒硝等。

## 二、成药

成药，一般是指根据疗效确定的处方所制成的药物制剂。外用药常用的成药有散剂、膏药、软膏、霜剂、酊剂等。国家规定投入市场的成药，必须符合相关法律法规的要求，并且要经过临床试验和有关部门的批准。如四黄膏、千里光洗方等，就是药房所售中成药。

## 三、制剂

根据药典和文献的记载，或者经过科学研究规范的，以及名老中医的经验处方，在制剂室、实验室以及药厂所制成的成品，制剂有一定的浓度规格。

## 四、方剂

方剂，简称方。"方"指的是医方。《隋书·经籍志》曰："医方者，所以除疾病、保性命之术者也。"剂，古作齐，指调剂。《汉书·艺文志》曰："调百药齐和之所宜。"方剂是治法的体现，是根据中药配伍原则，总结临床经验，以若干药物配合组成的药方。方剂的历史极其久远，早在远古时期，我们的祖先就已经开始将几种药物并用，以治疗疾病。最初，古人所使用的只是单味药，以后经过长期的医疗实践，逐渐认识到，将几味药配合起来治病的效果更好，于是，方剂形成了。

本书所指的方剂，是根据医师的处方，临时调配的成品。制备方剂的过程，又称"调剂"。

## 五、药剂

药剂，是将药物经配制所得到的成品。药剂是制剂和方剂的总称。

## 六、剂型

剂型，指的是将所应用的药物，调配成的不同物理形态。同一种药物，可以制成丸、散、膏、丹、汤、酒、露、锭等不同剂型。皮肤科外用药，更需要根据患者的病情，制成散、膏、酊、乳剂等不同剂型，以达到良好的治疗效果。

## 七、粉碎度

配制各种剂型所采用的药物，以及常用中药饮片，需要根据剂型所要求的规格，粉碎成不同程度的粗末或极细粉末。所谓粉碎度，即粉碎前药物的平均直径，与粉碎后药物颗粒的平均直径之比。颗粒越小，粉碎度越大。粉碎度的大小，取决于配制剂型的要求和规格。粉碎药物通常使用过样筛的方法，以达到配制的要求。

## 八、粉碎

借助机械力，将大块药物制成不同规格的粉末的过程，叫作粉碎。常用的粉碎工具有碾子、乳钵、手摇式粉碎器、电动式粉碎器等。

## 第十章

# 制备各种剂型的基本操作

## 一、称量

称量操作的准确性，是调配各种药物的重要环节，也是保证药剂能够正常发挥作用的基本操作之一。在配制羚羊角、人参等贵重药物，以及水银、轻粉等性能猛烈、有毒性的药物时，必须严格按照处方的要求，准确地进行称量操作。

**1. 粉剂及膏体原料的量取** 常用的粉剂及膏体原料的量取工具有手秤（图1）、盘秤（图2），以及各种不同规格的天平（图3）。大剂量量取原料，可以用盘秤；小剂量则可采用不同规格的天平称取。

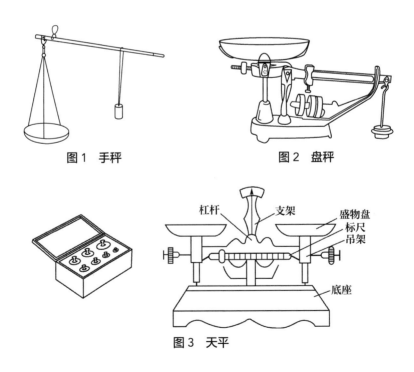

图1 手秤　　　　　　　　　图2 盘秤

图3 天平

天平操作的注意事项：

第一，把天平放在平稳的台子或桌子上，使用前将天平调到零点。

第二，将砝码放在左盘内，把药物放在右盘内。

第三，称量完毕，应将砝码放回砝码盒。天平处于静止状态时，将两个托盘放于一边支架上。

第四，保持天平和砝码的清洁，不可用砂纸磨光，或者加入润滑剂。

第五，选择天平时，称量范围应在感量与最大称量之间。还应考虑到称量的误差。

**2. 液体的量取操作**　常用的液体量取器械有玻璃制的量杯、量桶（图4），以及搪瓷量器（图5）。此外，还有滴定管、移液管，以及标准滴管等。

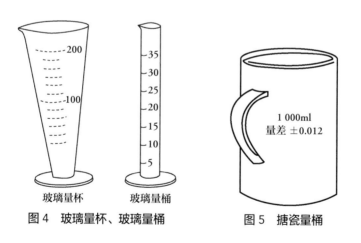

玻璃量杯　　玻璃量桶

图4　玻璃量杯、玻璃量桶　　　图5　搪瓷量桶

量取液体操作时，应该注意的几个问题：

第一，要选择大小适宜的量器，尤其是量取少量液体时，应避免使用较大的量器，以减少误差。

第二，操作时，应保持量器垂直，使液面与眼睛平行。

第三，读数以液体的凹面为准；不透明，或暗褐色的液体，则以弯月面的表面为准。

## 二、粉碎

中药物体，是借助药物分子的内聚力而存在的。所谓"粉碎"，就是借助机械力，部分地破坏药物物体的内聚力，以达到将药物变成粉末之目的。药物内聚力的大小，与药物本身的结构有关。在粉碎药物的过程中，所用机械力的大小，应依据药物的硬度和性质来决定；小规模实验性的制作，可以采用比较简单的工具，如碾子、乳钵等。

**1. 粉碎的原则**

（1）粉碎药物粗细程度的确定：粉碎药物的粗细程度，该如何确定？应根据制剂的需要来决定。使用单纯药粉配制的散剂、震荡剂、软膏等，要采用极细粉末，才能充分发挥药物的作用，同时，极细药粉还可以避免局部用药粗糙对皮损产生的刺激；若制备浸剂，或者煎熬汤剂，则应该使用较粗的药粉，或者直接采用饮片，这样既可以节省劳力，又能够解决熬煎汤剂过程中形成的糊状物可能对药物充分浸出所产生的影响。

（2）保持药物的药理作用不变：在粉碎药物之前，先要清洁粉碎器械，将器械内的残留药粉清除干净，才能使药物的药理作用在粉碎前后保持不变。

（3）操作者应做好自我保护：在粉碎有毒性，或者刺激性较强的药物时，操作者应采取措施，佩戴好口罩和护目镜，做好自我防护。粉碎这些药物时，最好使用适宜的小工具，以减少粉尘飞扬，避免对环境造成污染。

**2. 粉碎方法** 中草药的成分、性质，十分复杂，因此在粉碎药物时，要依据药物的性质，采用相应的方法。

（1）干法粉碎：过于粗长的药物，在粉碎之前，应先将其切短；水分较多的药物，或者清洗过的湿药，要先行烘晒，使之干燥、松脆，易于粉碎；有些难粉碎的药物，如熟地黄、龙眼肉（桂圆肉）、玄参等，可混在其他药物当中，再行粉碎。

干法粉碎又可分为分研法、共研法、分别配研法、掺研法4种。

1）分研法：是将处方中的各种药物，逐个分别研碎的方法。此法适用于气味浓厚芳香、细料，以及软硬差异较大的药物，以减少损耗。这类药物有麝香、珍珠、冰片等。

2）共研法：是将处方中的各种药物，全部或者部分先行混合，再进行粉碎的方法。此法是配制中药最常使用的方法。适合于一般性药物，无特殊胶质、黏性、挥发性者，以及软硬度相似，而且粉碎度要求一致的药物。

3）分别配研法：将处方中能共研的部分药物先研成细粉，再将不适宜共研的药物分别研成细粉，随后按照药物的特性，分别陆续混合。混合的先后次序，与药物的特性、质量、色泽均有关系，若处理不当，有可能导致药物成分不均匀，或者色泽不一致等问题的出现。

4）掺研法：凡处方中含有油脂较多、颗粒较小，或者黏性较强的药物，可以先将这些药物暂时放置一边，把处方中的其他药物预先研成细粉，然后取一部分上述有特性的药物，掺合研碎。黏性较强的药物，必要时可在60℃以下充分干燥后，再掺研成细粉。

（2）湿法粉碎：湿法粉碎是在药物中适当加入容易去除的液体（水或有机溶媒）进行粉碎的方法。由于溶媒可以通过颗粒表面的细微裂痕与缝隙产生楔裂作用，从而降低药物分子间的内聚力，使药物易于粉碎。

湿法粉碎又可分为两种——加液研磨法和水飞法。

1）加液研磨法：有些药物不易研磨粉碎，如樟脑、薄荷、冰片等，可以在研磨过程中，加入少量有机溶媒，如液体石蜡、甘油等，共研粉碎。

2）水飞法：本法是传统的粉碎方法。在大量液体中的药物，由于颗粒大小不同，沉浮时间各异，细颗粒悬浮于液体中，粗粒下沉，易与乳钵棒接触，可以加速粉碎的过程。

水飞法的具体操作方法：将药物置于乳钵或者其他容器中，先加入适量的清水，研磨成糊状，再不断加水，搅拌，此时细颗粒漂浮于水面，操作者要不断倾倒出上浮的混悬液，待粗粒下沉，立即对下沉的粗粒再行研磨，如此反复操作，直至全部药物均研细为止。此法粉碎度高，还可避免粉尘飞扬，适用于朱砂等矿物药的粉碎。

需要注意的是：在粉碎朱砂和雄黄时，不可使用铁器，要避免加热，以防止毒性增强。朱砂的主要成分为硫化汞（HgS），还含有微量的杂质；杂质主要是游离汞和可溶性汞盐，后者的毒性极大，是朱砂中的主要毒性成分。

**3. 粉碎的简易设备和操作方法** 药粉，是皮肤科配制许多外用药剂型都需要的主要原料。不同的制剂类型，对药物的粗细程度亦有不同要求。为力求简单易行，给实验室小剂量外用药的制备提供帮助，本书对于大规模生产的器械介绍从略，以达实用之目的。

粉碎操作，可以通过截切、挤压、撞击、研磨等方式进行，在实际生产过程中，往往是几种粉碎方法同时并用。

为了使粉碎达到良好的效果，选择合适的粉碎方法以及粉碎设备，是非常重要的。在选择粉碎方法时，应根据药物的硬度、脆性、有无植物纤维、所含水分的多寡，以及药量的多少、粉碎度的要求，还要依据设备条件，采用不同的工具和器械。

由于所用药物多为饮片，故截切工具从略。下面介绍几种经常使用的粉碎工具及其使用方法。

（1）乳钵（研钵）：常用的乳钵（图6），有瓷制的和玻璃制成的2种。可以根据需要，选用不同规格的乳钵。一般来讲，乳钵多用于易研磨的药物，再配合药筛，可以将药物制成不同粗细程度的粉末。

乳钵的正确使用方法：左手按住乳钵，使其固定；右手用乳钵棒，向同一方向碾动。

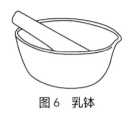

图 6　乳钵

（2）捣钵：捣钵（图 7）是粉碎小剂量药物最常使用的简单工具。捣钵由捣钵体（又称捣罐）和捣棒组成。捣罐多由金属铜制成；捣钵只能将药物捣成碎块，或者颗粒较大的药粉。

捣钵的使用方法：用左手轻轻捂住捣罐口（需要注意的是，操作时切不可用手死死按住捣钵，以防捣棒将左手的皮肤碾破；轻轻捂住罐口的左手，还可以防止药物从捣罐内窜出），右手握住捣棒，上下不停地捣动药物，直至将药物捣成所需要的粗细程度。

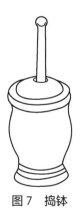

图 7　捣钵

（3）药碾子：药碾子（图 8）又称铁研船，是用人的双脚蹬踹转轮，利用转轮与船体之间来回摩擦的研磨力，将药物粉碎的工具。药碾子比乳钵有更强的研磨力，适用于剂量较大药物的粉碎。现在也可以采用电力操作。

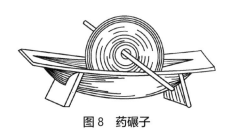

图 8　药碾子

（4）手摇式粉碎器：在使用手摇式粉碎器之前，应先将粉碎器固定在木板上，或者桌边，再把药物从入料口送入，转动手柄，利用螺旋推进器，将药物缓缓推入磨轮，由出料口把粉末送出。手摇式粉碎器（图 9）的力量比研钵更大，可以根据临床需要，调节磨轮，将药物研磨成粗细程度各异的粉末。

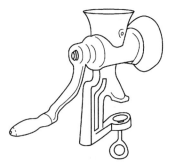

图 9　手摇式粉碎器

（5）小型电动研磨机：小型电动研磨机（图 10）使用 220V 低压电，将药物从进料口放入，开动电机，使药物渐渐进入研磨室，利用截刮动力，将药物粉碎，经机器内的过筛，将研细的药物送入储药盒内。

使用小型电动研磨机时，可以根据不同需求，置换小筛细片。

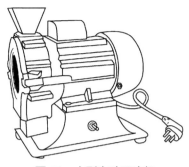

图 10　小型电动研磨机

（6）过筛：过筛是将研磨后的药粉分成粗、细粉末的重要步骤。过筛的目的是使药粉分成不同粗细程度的粉末，以保证药粉的均匀性，还能起到将药粉充分混合之作用。

过筛一般采用过样筛（图 11）的方式，将药粉进行分类。样筛的目数，由每平方厘米面积上的筛孔数目而定。样筛分为 20目、40 目、60 目、80 目、100 目、120 目等不同种类；目数越大，筛出来的粉末越细。

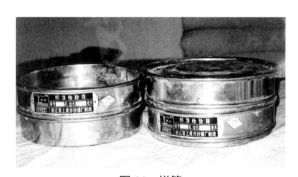

图 11　样筛

过样筛的方法：将研磨后的药粉，放入不同目数的筛网内，加盖，置于储药盒上，用双手摇晃，药粉随即落入储药盒内；未经过筛网的药粉，需继续研磨，再重新过样筛，最终将所有药粉都研磨成所需要的粗细程度。

## 三、混合

混合是制备粉剂、软膏、油调剂等药剂的重要操作过程。能否做到将药粉混合均匀，直接影响到制剂的质量、疗效和外观。对于含有珍贵药物以及有剧烈毒性的制剂来讲，混合尤其重要。

常用的混合操作方法有搅拌、研磨、过筛等。

## 四、浸提

浸提是浸出溶媒药材中有效成分的操作方法。中草药经过浸提，可以将有效成分保留在制剂当中，与大部分药材及杂质（俗称"药渣"）分离，即去粗取精，以确保制剂的质量。

采用浸提方法制得的制剂，叫作"浸出制剂"。皮肤科常用的溻渍剂、泡洗剂、酊剂、药酒等，即通过浸提方法制得。浸提操作是制备浸出制剂的基本操作方法。

浸泡中草药的液体，叫作"溶媒"；溶媒浸出药材所得的液体，称"浸出液"；浸出后的残留物，称"药渣"或"残渣"。

将中草药的有效成分浸提出来，选择合适的溶媒，是非常重要的，因为中草药所包含的各种成分，对于不同溶媒的溶解度是不一样的。若溶媒选择不当，则难以达到应有的临床效果。选择溶媒，首先应该考虑到最大限度地浸出药物的有效成分，尽量避免浸出无效物质；其次，溶媒不能与药物发生不良反应；除此之外，选择溶媒时，还要考虑溶媒的经济性，以及是否易于获得药物的有效成分等因素。

### 1. 常用的浸提溶媒

（1）水：水是传统的最常使用的浸提溶媒。其优点是：经济、易于获得；不会与药物发生不良药理反应；易浸入植物细胞内；能溶解和浸出较多的有效成分。但是，水作为溶媒，亦有缺点：易使药物腐败、变质；没有高度选择性；有些药物的有效成分，在水中易分解失效；水不易溶解出游离生物碱、挥发油和树脂等物质。

（2）酒精：酒精的化学名称是"乙醇"。它是一种常用的溶媒。酒精的优点是：可以溶解中草药中的大部分有效成分，如生物碱、苷、挥发油、苦味质等；有较好的防腐作用。酒精的缺点是：易燃烧；有挥发性；与药物有一定的药理作用；成本较高。

传统的中医药酒，亦属此类。

**2. 浸提（出）原理及其影响浸出的因素**　中药的浸出原理比较复杂，浸出的过程，并非全部药物的简单溶解，而只是部分药物转移到溶媒当中。

在粉碎中草药的过程中，部分植物的细胞被破坏，其有效成分可以直接被溶媒溶解，但是，大部分草药在粉碎后，细胞仍然保持原有的状态，当溶媒与其接触时，药物先被溶媒浸润，溶媒通过细胞壁进入药物细胞的内部，这个阶段为"浸润阶段"。溶媒渗入细胞后，与各种药物成分相接触，使之溶解，此为"溶解阶段"。当溶媒继续溶解大量可溶性物质，细胞内液的浓度显著增高，细胞内外产生渗透压和浓度差，使细胞内浓度不断向外扩散，此为"扩散阶段"。经过扩散阶段，可以达到较好的浸出效果。

浸出效果的好坏，受到多种因素的影响。影响浸出效果的最主要因素，就是药物的粉碎度。药物粉碎得越细，与溶媒的接触面越大，扩散的速度越快，浸出效果也就越好。但是，如果药物被粉碎得过细，则易产生糊状沉淀物，从而造成过滤困难，更不利于浸提出有效成分。因此，药物的粉碎程度，并非越细越好。

水溶媒浸泡药材时，容易使药材膨胀，故选择粗粉为佳；酒精溶媒的膨胀作用较小，可适当选用细粉。

就药材本身来讲，含有黏性物质较多的药材、坚硬的根，以及皮类药材，宜采用细粉；而疏松的叶、花、草类药材，宜用粗粉。

温度对浸出效果亦有一定的影响。温度升高，可使植物组织软化，从而增加有效成分的溶解，加快扩散的速度，促进浸出。但是，温度过高，对热不稳定性成分造成破坏，会损失有效成分，也影响浸液的质量。

**3. 常用的浸提方法** 常用的浸提方法有 3 种——浸渍法、煎煮法和渗滤法。

（1）浸渍法：将已粉碎的药材，放入有盖的容器当中，加入规定量的溶媒（水或酒精），浸渍 3~5 天（天冷时，可延长至 10 天左右）。浸渍过程中，要经常搅拌，以加快浸出的速度，然后进行过滤。

常用的浸渍容器（图 12）有广口玻璃瓶、搪瓷或陶瓷带盖容器。在选择浸渍容器时，应避免使用易被溶媒腐蚀起化学作用的容器。

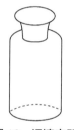

**图 12　浸渍容器**

（2）煎煮法：煎煮法是传统的浸提方式，类似于熬汤药，十分简便。将药物置于砂锅或不锈钢锅内，加入适量的水，在一定时间内，放在火上煎煮，使中药的有效成分渗出。此法适用于热稳定性好的药物。浸出液再经过进一步脱水精制，可制成多种剂型。

用于煎煮的药材，不宜粉碎过细，一般来讲，采用中药饮片即可。煎煮前，需先用冷水将药物浸泡，使药材软化；不要用沸水煎煮，以避免药材表面蛋白质凝固，影响有效成分的浸出。煎煮前，加水不宜过少，否则，药材的有效成分不能完全浸出，而且容易把药物烧焦。若制备水洗、溻渍剂，还可以适当多加些水。

常用的煎煮方法：将用冷水浸泡过的药物放入药锅内，置于火上，先用武火加热，待药液沸腾后，改用文火，以加强渗出效果。根据药材的坚硬和疏松程度，煎煮时间从 30 分钟至 60 分钟不等。一般以煎 2 次为宜。

煎煮的设备为砂锅或搪瓷器皿，避免使用铝制品。

（3）渗滤法：渗滤法是将药物放入渗滤器中，不断更换溶媒的一种浸出方法。采用这种方法，能够形成较大的浓度差，浸出效果明显优于浸渍法。

渗滤法的具体操作方法：将中药粉碎成粗粉，先用溶媒将药材浸湿，待药材膨胀后，装入渗滤筒内，再加入溶媒，放出渗滤筒下部的空气后，关闭活塞，浸渍若干时间后，按一定速度进行渗滤，收集药液，直到有效成分完全浸出为止。

采用渗滤法时应注意：溶媒液面要高出药材。（图 13）

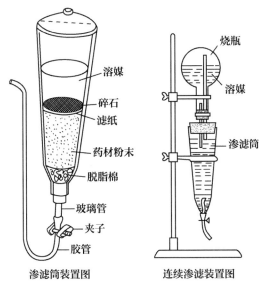

渗滤筒装置图　　　　连续渗滤装置图

图 13　渗滤装置图

## 五、软膏和乳剂的调配

在已经制成的软膏或乳剂内，根据临床辨证之需要，临时添加一些药粉、少量液体药物，或者其他膏剂，以改变其百分比，这种操作，叫作软膏和乳剂的调配。

调配软膏和乳剂时，常使用的工具有软膏板、软膏刀（图 14）。软膏板有木制的，中心镶嵌有玻璃；亦有由塑料制成的。软膏刀为金属或非金属的刀棒。

调配的方法：将软膏或乳剂置于软膏板的中心，把添加物放在药膏的上面，用软膏刀进行搅拌，使药物混合均匀后，装入盒内备用。

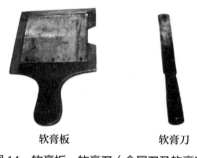

软膏板　　　　　　　软膏刀

图 14　软膏板、软膏刀（金属刀及软膏刀）

# 剂型各论

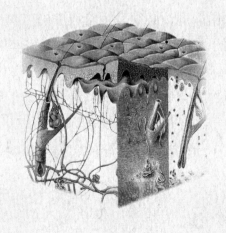

# 第一章

# 散剂（粉剂）

散剂，是将药物研成极细粉末，或掺在膏药上，或直接撒布在疮面上的一种常用的外用药剂型。传统的散剂，因为常与膏药配合应用，所以又称"掺剂"。皮肤科现在通常称散剂为"粉""面""丹""散"等。一般将由单味药制成的细面，称为"面"或"粉"，如黄柏面、枯矾面、滑石粉等；将复方研制成的药粉，称为"散"，如二妙散、如意金黄散；也有将散剂称为"丹"的，如红升丹、白降丹、八宝丹等。

中药散剂的主要来源是植物药和矿物药，也有用虫类动物干燥的尸体制成的。散剂的制成，通常采用机械物理的裁截、研磨等方法，传统的方法是将药物研磨成不同粗细的粉末，再过绢罗或马尾罗。现代制药工业，通常采用过样筛的方法制成散剂，即按照每平方厘米筛眼的目数，制成不同粗细的粉末。

## 一、散剂的要求

配制皮肤科外用散剂，必须做到量取准确，混合均匀。

由于直接作用于皮肤上，为避免物理和化学性的刺激，散剂要过 80～120 目的样筛；要保持散剂的干燥，以防药物因受潮而变质。为了使复方药物混合均匀，含量准确，必须采用正确的方法。处方中若含有红升丹、轻粉、雄黄等药物时，应该采取等容积递增配研法；质量重的中药，要与质量轻的中药混合均匀，可采用过样筛的方法进行配制。

## 二、散剂的功能

**1. 收湿拔干** 如果将散剂撒布于皮肤表面，干燥的药粉能够将汗液、皮脂和少量的渗液拔干，从而起到收湿、干燥之作用。但是，若在渗出液比较多的皮疹上撒布散剂，则容易形成药痂，所以，在有大量渗出液的皮损上，忌用散剂。

**2. 散热作用**　散剂由粗细程度不同的大小颗粒构成，如果将极小颗粒的干燥药粉撒布于皮肤表面，能够扩大颗粒与皮肤的接触面积，加上中药清凉解热之药理作用，能使小血管收缩，红肿迅速消退，可大大降低皮肤炎症部位的温度，起到清热、消炎的作用。散剂的颗粒愈小，其散热的作用愈大。炎炎夏日，将痱子粉撒布在皮肤上，可用于痱子的治疗，起到消炎的作用，还能协助皮肤散热。

**3. 防止感染**　在无渗液的皮损上，撒布大量散剂，能使患处少受，或者免遭外界的摩擦刺激，对皮肤起到保护作用。散剂还能折射光线，使皮损免受光线的伤害，防止感染的发生。

**4. 生肌除赘**　将有些散剂用于疮疡，以及有赘生物的皮损上，能起到平胬、腐蚀、消疣除赘之作用，还可以帮助生肌长肉，如红升丹、枯矾面、生半夏面等。

**5. 护肤作用**　粉剂可以适当隔绝外界的摩擦刺激，对皮肤有一定的保护作用。如果将滑石粉等散剂撒布于皮肤上，可以隔绝刺激，保护肌肤。

## 三、散剂的适应证

1. 散剂具有安抚收湿、清热凉血之作用，可用于痱子、急性红斑、丘疹，以及无明显渗出的各种皮炎，如急性红斑性湿疹、接触性皮炎、过敏性皮炎等。

2. 散剂具有收湿、拔干的作用，可用于多汗症，以及夏季皮肤皱褶的接触面；脚气收干药粉，还可用于渗出性脚癣的治疗。

3. 应用油膏及糊剂的皮损，在涂药后，如果再撒布一些散剂，可以加强药物的吸收作用，减少外界以及衣物对皮损的刺激、摩擦。

## 四、散剂的使用方法

**1. 撒布** 即用棉签蘸药粉，轻扑患处，如滑石粉、痱子粉的使用。

**2. 水调外擦** 用水（也可采用蜜水、茶水）将散剂调匀，外擦；或者用新鲜植物的药汁，蘸药粉外擦，如颠倒散、龟甲散等的使用。

## 五、使用散剂的注意事项

1. 配制散剂，要过100目左右的样筛；药粉需保持干燥，以避免对皮损产生不良刺激。

2. 有渗出液分泌物以及脓性皮损，忌用散剂，因为散剂容易与渗出液结成药痂，导致继发感染；而且，散剂对糜烂面有较大的刺激性。

3. 干燥皲裂性皮损，忌用散剂；否则，散剂会进一步拔干、脱水，使皮损的干燥程度加重。

4. 在毛发部皮损处使用散剂，不易被清除干净，因此，毛发部不适宜使用散剂。

5. 含淀粉类的散剂，忌用于腋窝、腹股沟、乳房下，以及阴部、肛周等部位，因为这些部位为皱褶及多汗区，如果使用含淀粉类的散剂，会使药物与汗液混合，导致药物黏着于皮损，腐败分解，产生毒素，进一步加重对皮损的刺激。

## 六、散剂常用方剂（共计75方）

◎ **祛湿散**

组成：黄柏10g，黄芩10g，寒水石20g，青黛5g。
功能：清热解毒，除湿止痒。

主治：湿疹、接触性皮炎等。

用法：直接撒扑，或者用植物油调敷。

制法：上药共研细末，过 100 目筛。

来源：张作舟经验方。

## ◎ 脚气散（处方 1）

组成：枯矾 10g，硫黄 3g，滑石粉 50g，冰片 1g。

功能：除湿，杀虫，敛汗。

主治：渗出性手足癣等。

用法：直接撒布于患处。

制法：上药共研细末。

来源：张作舟经验方。

## ◎ 脚气粉（处方 2）

组成：樟脑 20g，水杨酸 50g，氧化锌 100g，硼酸 100g，薄荷
　　　脑 10g，滑石粉 720g。

功能：收敛，吸湿，止痒，消炎。

主治：汗疱型、擦烂性足癣。

用法：外撒。

制法：先将樟脑与薄荷脑研磨液化后，加入少量滑石粉研匀，
　　　再分次将水杨酸、硼酸及氧化锌加入研匀，最后逐次加
　　　入滑石粉研匀，过筛即得。

来源：《制剂手册》（北京市卫生局编，人民卫生出版社 1978
　　　年出版）。

## ◎ 黄石散

组成：黄柏面 10g，滑石 30g。

功能：清热，收湿。

主治：湿疹及皮炎有继发感染者。

用法：直接撒布于患处。

来源：张作舟经验方。

◎ 祛湿药粉（祛湿散）

组成：川黄连 25g，川黄柏 25g，黄芩 150g，槟榔 100g。

功能：清热解毒，除湿止痒。

主治：急性湿疹、接触性皮炎、脓疱疮、婴儿湿疹。

用法：直接撒扑，或者用植物油调敷，或者配制软膏用。丘疹
样皮炎，或有少量渗出液的皮损，可以直接撒扑，或者
用鲜芦荟蘸药外搽；流水多，或者脓液多者，可用油调
外用；暗红干燥脱皮者，可用药粉配成软膏。

制法：研极细粉末。

来源：《赵炳南临床经验集》。

备注：阴疮禁用。

◎ 化毒散

组成：黄连面、乳香、没药、川贝母各 60g，天花粉、大黄、
赤芍各 120g，雄黄 60g，甘草 45g，冰片 15g，牛黄
12g。

功能：清热解毒，杀虫止痒。

主治：脓疱疮，以及有继发感染的皮炎、湿疹等。

用法：直接撒扑，或者用植物油调敷。

制法：除雄黄、冰片、牛黄另研细末外，余药共研末，再与前
3 味混合即成。

来源：市场方。

## ◎ 新三妙散

组成：黄柏面 300g，寒水石面 150g，青黛面 30g。

功能：除湿清热，解毒止痒。

主治：急性湿疹、婴儿湿疹、过敏性皮炎、脓疱病。

用法：直接撒扑，或者用鲜芦荟蘸搽，或者用植物油调成糊状
外用。

制法：研极细末。

来源：《赵炳南临床经验集》。

## ◎ 止痒药粉

组成：老松香 30g，官粉 30g，枯矾 30g，乳香 60g，轻粉
15g，冰片 6g，密陀僧 15g，炉甘石 30g。

功能：祛湿收敛，杀虫止痒。

主治：脓疱疮湿疹、神经性皮炎、皮肤瘙痒症。

用法：装入布袋外扑皮损，或者用油调外敷，也可配成 5% ~
20% 软膏外用。

制法：研细末。

来源：《赵炳南临床经验集》。

备注：本药有一定的刺激性，急性炎症性皮肤病、黏膜病损，
慎用；对汞过敏者，禁用。

## ◎ 青黛散

组成：青黛粉 15g，黄柏面 15g，滑石粉 60g。

功能：收干止痒，清热定痛。

主治：脓疱疮、急性湿疹、接触性皮炎，或脂溢性皮炎、
痱子。

用法：直接撒扑外用。

制法：研极细末。

来源：《赵炳南临床经验集》。

◎ 止痒散

组成：滑石粉 30g，寒水石 15g，冰片 2g，雄黄 3g，明矾 3g。

功能：杀虫，止痒。

主治：虫咬皮炎等。

用法：直接撒扑，或者用植物油调敷。

制法：上药共研细末和匀。

来源：经验方。

◎ 新青黛散

组成：青黛 18g，象牙硝 18g，朱砂 18g，黄连 10g，黄柏 10g，
生玳瑁 2g，雄黄 1g，牛黄 1g，冰片 0.3g，硼砂 1g。

功能：清热解毒，收敛定痛。

主治：口腔溃疡、扁平苔藓。

用法：直接外用口腔疮面上。

制法：研极细末。

来源：《赵炳南临床经验集》。

◎ 龙骨散

组成：龙骨 100g，牡蛎 100g，海螵蛸 100g，黄柏 500g，雄黄
100g，滑石粉 30g。

功能：解毒，收敛。

主治：湿疹、接触性皮炎、脂溢性皮炎、趾间足癣。

用法：直接扑上，或油调外用。

制法：研细末，过 100 目。

来源：《赵炳南临床经验集》。

备注：化脓性的陈旧肉芽疮面，禁用。

## ◎ 平胬散

组成：乌梅 10g，煅石膏 3g，轻粉 3g，月石 6g。

功能：祛湿收敛，平胬肉。

主治：各种疮面水肿、肉芽增生。

用法：直接撒布水肿胬肉的疮面上，纱布压扎。

制法：研细末，过 100 目。

来源：《赵炳南临床经验集》。

备注：新鲜疮面脓毒未净者，勿用；对汞过敏者，禁用。

## ◎ 粉色干燥药粉

组成：樟丹 180g，五倍子 250g，枯矾 120g，上官粉 120g，轻
粉 120g。

功能：祛湿收敛，固皮止痒。

主治：慢性湿疹、神经性皮炎、头癣。

用法：与其他药粉合用撒扑，或用油调成糊剂，常用量为
5% ~ 20%。

制法：研细末，过 100 目。

来源：《赵炳南临床经验集》。

备注：本药粉有一定的刺激性，凡新发湿热性皮肤病、溃烂疮
面，以及黏膜损害部位，慎用；对汞过敏者，慎用。

## ◎ 紫色消肿散

组成：紫草 15g，赤芍 30g，当归 60g，贯众 6g，升麻 30g，
白芷 60g，荆芥穗 15g，紫荆皮 15g，草红花 15g，儿茶
15g，红曲 15g，羌活 15g，防风 15g。

功能：散风活血，化瘀消肿。

主治：慢性丹毒肿胀、红斑性结节性疾患。

用法：单独或与其他药粉混合应用。常用蜂蜜调，或荷叶煎水

调和外用。

制法：研细末。

来源：《赵炳南临床经验集》。

备注：疖、痈、疽初起毒热盛者，勿用。

### ◎ 收干生肌药粉

组成：乳香面 30g，没药面 30g，琥珀面 6g，血竭面 12g，儿茶面 15g，水飞甘石面 20g。

功能：收敛止痛，固皮生肌。

主治：烫灼伤、女阴溃疡、下肢慢性溃疡、疮面脓毒已尽者，均可使用。

用法：薄敷于疮面，或制成药捻用。

制法：研细末，过 100 目。

来源：《赵炳南临床经验集》。

备注：痈、疖疮面脓毒未净者，慎用。

### ◎ 生肌散

组成：象皮 3g，没药 3g，乳香 3g，血竭 3g，龙骨 3g，儿茶 3g，冰片 1g，赤石脂 3g。

功能：生肌长肉，止痛收敛。

主治：慢性顽固性溃疡、下肢溃疡、放射性溃疡。

用法：直接撒布疮面，或配制成软膏外用。

制法：研细末，过 100 目。

来源：《赵炳南临床经验集》。

备注：疔、痈溃后脓毒未净的疮面，勿用。

### ◎ 痱子粉

组成：冰片 3g，薄荷冰 3g，甘石粉 15g，滑石粉 30g，黄柏 6g。

功能：清热敛汗，解毒止痒。

主治：痱子、尿布皮炎。

用法：直接扑撒。

制法：研细末，过 100 目。

来源：《赵炳南临床经验集》。

◎ **小儿痱子粉**

组成：樟脑 8g，薄荷脑 8g，氧化锌 24g，硼酸 140g，升华硫
　　　20g，滑石粉 800g。

功能：吸湿，止痒，收敛，消炎。

主治：小儿痱子、痱毒。

用法：撒布于皮损。

制法：取樟脑、薄荷脑置乳钵中研磨共熔，再分次加入升华
　　　硫、氧化锌、硼酸研匀，最后分次加入滑石粉研匀，过
　　　筛即得。

来源：《制剂手册》（北京市卫生局编，人民卫生出版社 1978
　　　年出版）。

◎ **腋臭散**

组成：密陀僧 240g，枯矾 60g。

功能：敛汗，除臭。

主治：腋臭、手脚多汗。

用法：治疗腋臭，用药粉干扑两腋下，每日 1 次。

制法：研细末，过 100 目。

来源：《赵炳南临床经验集》。

备注：此药切勿入口；对铅过敏者，禁用。

## ◎ 二白散

组成：白石脂 30g，白蔹 30g，苦杏仁 30g。

功能：祛湿，散风，化瘀。

主治：痤疮、酒渣鼻。

用法：用鸡蛋清调药外用。

制法：研细末，过 100 目。

来源：《赵炳南临床经验集》。

备注：切勿入目。

## ◎ 搽绿药粉

组成：硼砂 100g，自然铜 30g。

主治：神经性皮炎，以及角化过度类皮损。

用法：用黄瓜蒂、茄子皮，或生姜片，蘸药外用；或配成 10% 软膏外用。

制法：研细末，过 100 目。

来源：《赵炳南临床经验集》。

备注：溃疡疮面，勿用。

## ◎ 搽黄药粉

组成：栀子 30g，雄黄 12g，朱砂 12g，轻粉 12g。

功能：祛风止痒，剥脱上皮。

主治：神经性皮炎、慢性湿疹。

用法：用黄瓜蒂、茄子皮，或生姜片蘸药外用；或配成 10% 软膏外用。

制法：研细末，过 100 目。

来源：《赵炳南临床经验集》。

备注：溃疡疮面，以及对砷、汞过敏者，勿用。

## ◎ 青白散

组成：青黛 30g，海螵蛸末 90g，煅石膏 37g，冰片 3g。

功能：收湿止痒，消炎退肿。

主治：羊胡疮、湿疹、过敏性皮炎等。

用法：撒布于患处；渗水不多者，可用麻油（香油、芝麻油）
　　　调涂。

制法：先将青黛研细；再加入海螵蛸，研末；后加煅石膏末研
　　　和；最后将冰片研细，研匀，混合。

来源：《朱仁康临床经验集》。

## ◎ 颠倒散

组成：大黄 120g，硫黄 120g。

功能：清除油污，活血清热。

主治：酒渣鼻、痤疮、脂溢性皮炎。

用法：用凉开水，或胡萝卜、鲜芦荟，蘸药粉涂擦。

制法：上药共研细末，过 100 目样筛。

来源：《医宗金鉴》。

备注：勿入口与目。

## ◎ 龟甲散

组成：龟甲面 30g，黄连 10g，红粉 1.5g。

功能：收湿清热，去腐解毒。

主治：黄水疮，以及皮肤病有继发感染者。

用法：直接撒布于患处。

制法：上药共研细末。

来源：成药。

备注：对汞过敏者，忌用。

◎ **金黄散**

组成：大黄、黄柏、姜黄、白芷各 160g，南星、陈皮、苍术、厚朴、甘草各 64g，天花粉 320g。

功能：清热除湿，散瘀化痰，止痛消肿。

主治：丹毒、疖肿等。

用法：用葱汁、酒、麻油、蜜、菊花露、银花露、丝瓜叶，捣汁调敷。

制法：共研细末，过 80 ~ 100 目筛。

来源：《中华人民共和国药典》。

◎ **湿疹散**

组成：黄芩、煅石膏各 50g，寒水石 250g，五倍子 125g。

功能：安抚解毒，收敛止痒。

主治：急性湿疹、皮炎和感染性皮肤病（包括细菌、真菌引起的）。

用法：外扑，或用植物油调成糊状外涂。

制法：上药共研极细粉末。

来源：经验方。

◎ **增色散**

组成：雄黄、硫黄、雌黄、密陀僧各 6g，冰片 3g，麝香、斑蝥各 0.6g。

功能：刺激色素生长，调和气血。

主治：白癜风。

用法：新鲜茄蒂、黄瓜、胡萝卜等任选一种，蘸药末擦损害区，1 日 3 次。

制法：将上药分别研极细末，兑入混合，瓶贮，勿令泄气。

来源：经验方。

备注：黏膜皮肤交界处，慎用；头面部，可用米醋调擦；皮肤
　　　过敏者，忌用。

## ◎ 大黄散

组成：大黄、苍术、黄柏各等份。

功能：清热解毒，燥湿消肿。

主治：丹毒、疖肿、脓疱疮等。

用法：取金银花或菊花煎汁，或用凉开水调成糊状，涂擦。亦
　　　可用植物油调涂。

制法：研细末。

来源：经验方。

## ◎ 九一丹

组成：煅石膏 9g，升丹 1g。

功能：祛腐，生肌。

主治：溃疡伤口脓腐未尽。

用法：将药粉撒布在伤口上，外涂相应软膏，1 天 1 换。

制法：各研细末后，兑入混匀，放在棕色瓶中贮藏，勿晒太阳。

来源：《医宗金鉴》。

备注：对汞过敏者，忌用。

## ◎ 珠黄散

组成：牛黄、珍珠各等份。

功能：解毒，生肌。

主治：黏膜溃疡等。

用法：吹药于患处。

制法：研极细粉末，贮存瓶内。

来源：《太平惠民和剂局方》。

## ◎ 养阴生肌散

组成：雄黄、青黛、甘草、冰片各 2g，牛黄、黄柏、龙胆各 1g。

功能：清热养阴，生肌止痛。

主治：口糜、口腔黏膜扁平苔藓。

用法：取少许药粉，外擦于口腔黏膜损害处，每日 2～4 次。

制法：共研细末。

来源：北京大学口腔医院经验方。

## ◎ 玉盘散

组成：白牵牛 10g，甘松 10g，香附 10g，天花粉 10g，藁本 5g，白蔹 5g，白芷 5g，白附子 5g，官粉 5g，白及 5g，大黄 15g。

功能：调气，退斑。

主治：雀斑、粉刺等。

用法：水调擦面。

制法：研细末。

来源：《疡医大全》。

## ◎ 四白散

组成：糯米 350 粒，巴豆 5 个。

功能：点痣，祛斑。

主治：雀斑、黑痣。

用法：针挑损，外搽之。

制法：布包，用石灰水煮如糊，点敷患处。

来源：《外科大成》。

## ◎ 盘玉散

组成：黄柏、红枣（煅存性）各 15g。

功能：清热解毒。

主治：湿疹类皮肤病。

用法：外搽。

制法：研细末，用植物油调。

来源：《医宗金鉴》。


◎ 五虎丹

组成：水银、白矾、青矾、牙硝各 180g，食盐 6g。

功能：腐烂瘤体。

主治：皮肤恶性肿瘤。

用法：用糯糊调和，点在肿瘤创面上；或用米饭赋形，搓成锭
剂（宽、长各 2～3cm），插在肿瘤上，待肿瘤坏死、
脱落，再按溃疡创面处理。

制法：将上药制成药粉，放在乳钵内共研，至不见水银为度；
再放入炼铜砂罐内加温，蒸发水分，使成"丹胎"；然
后将砂罐倒置于瓷碗内，盐水石膏封口，放入荷叶水于
坛口上，坛内盛水约 10kg，坛上放炭火约 2 小时，冷
却瓷碗取丹，以白色结晶为佳。

来源：湖南中医药大学方。


◎ 消癌散

组成：红矾、红粉、紫硇砂、天花粉、达克罗宁各 5g。

功能：祛腐，攻毒。

主治：皮肤肿瘤等。

用法：用 2% 丁卡因，或 2% 普鲁卡因溶液调成的消癌散，在
肿瘤创面上涂一层，外盖纱布，1 日换 1 次，或 2～3
日一换。

制法：依法制成药粉。

来源：旅大方。

## ◎ 雄黄四黄散

组成：石黄、雄黄、硫黄、白附子、雌黄、川槿皮各等份。

功能：杀菌，止痒。

主治：花斑癣、白癜风。

用法：外搽，或用酒调。

制法：研细末。

来源：《外科正宗》。

备注：对砷、汞过敏者，忌用。

## ◎ 狐臭粉

组成：寒水石、密陀僧等份。

功能：避秽，祛臭。

主治：狐臭、体气。

用法：外扑，1 日 2～3 次。

制法：研细末，过 100 目筛。

来源：经验方。

备注：对铅过敏者，忌用。

## ◎ 五香散

组成：沉香、檀香、木香、零陵香、麝香各等份。

功能：芳香避臭，杀虫除毒。

主治：体气、紫白癜风（花斑癣）。

用法：外扑，或水调外搽患处。

制法：研细末。

来源：《外科正宗》。

## ◎ 密陀僧散

组成：硫黄 6g，雄黄 6g，蛇床子、密陀僧、硫黄各 3g，轻粉 1.5g。

功能：祛风，杀虫。

主治：白驳风、汗斑、足癣等。

用法：醋调搽，或干扑患处。

制法：研细末。

来源：《医宗金鉴》。

备注：皮肤过敏者忌用。

## ◎ 解毒雄黄散

组成：雄黄 4g，硫黄 6g。

功能：解毒，止痒。

主治：血风疮。

用法：外搽。

制法：研细末。

来源：《外科正宗》。

## ◎ 回阳生肌散

组成：人参 15g，鹿茸 15g，雄黄 1.5g，乳香 30g，琥珀 8g，京红粉 3g。

功能：回阳生肌，止痛收敛。

主治：结核性溃疡、慢性顽固性溃疡，以及属于阴疮久不收口者。

用法：薄撒于疮面上，或制成药捻用。

制法：研细末，过 100 目。

来源：《赵炳南临床经验集》。

备注：火毒疮疖、属于阳证脓毒未净者，以及汞过敏者，禁用。

### ◎ 二妙散

组成：苍术 500g，黄柏 500g。

功能：清热，燥湿。

主治：急性湿疹、接触性皮炎、脂溢性湿疹、脓疱疮、丘疹性荨麻疹。

用法：直接干撒，或用植物油调涂。

制法：研细末，过 100 目。

来源：《丹溪心法》。

备注：湿热性皮肤病，宜薄敷。

### ◎ 三妙散

组成：苍术 500g，黄柏 500g，槟榔 500g。

功能：清热除湿，解毒止痒。

主治：急性湿疹、接触性皮炎、脂溢性湿疹、脓疱疮、丘疹性荨麻疹。

用法：直接干撒，鲜芦荟蘸药，或者用植物油调涂。

制法：研细末，过 100 目。

来源：《医宗金鉴·外科心法要诀》。

备注：对湿热渗出性皮损，宜薄敷。

### ◎ 雄黄解毒散

组成：雄黄 30g，寒水石 30g，生白矾 120g。

功能：清热解毒，杀虫止痒。

主治：慢性湿疹、多发性毛囊炎、脂溢性湿疹、蚊虫咬伤。

用法：可单独撒布，或与他药混匀，植物油调上。也可加入酒剂，或其他软膏中外用，一般浓度为 5%～20%。

制法：研细末，过 100 目。

来源：《证治准绳》。

备注：凡疖、痈破后新鲜疮面，勿用；勿入目内。

### ◎ 甲字提毒粉

组成：什净轻粉 30g，京红粉 30g，朱砂 9g，血竭 12g，琥珀
9g，麝香 0.9g，冰片 6g。

功能：化腐提毒，生肌长肉。

主治：疮疡瘘管。

用法：外用。

制法：研极细末。

来源：《房芝萱外科经验》。

### ◎ 青吹口散

组成：煅石膏、煅人中白、青黛、薄荷、黄柏、黄连、煅月
石、冰片。

功能：清热，解毒，止痛。

主治：口舌生疮等。

用法：洗漱净口腔，用药管吸入患处。

制法：共研细末。

来源：《中医外科学讲义》。

### ◎ 花蕊石散

组成：花蕊石 30g，西月石 10g，枯矾 20g，滑石粉 40g。

功能：燥湿，止痒。

主治：血管瘤。

用法：外扑。

制法：分研极细末，和匀。

来源：《医宗金鉴》。

## ◎ 三黄散

组成：生地黄、蒲黄、牛黄、冰片。

功能：清热，解毒。

主治：小儿丹毒等。

用法：外敷。

制法：扁柏叶汁调敷，或植物油调匀。

来源：《疡医大全》。

## ◎ 黄灵粉

组成：黄升 25g，硫黄 50g。

功能：增加色素，调和气血。

主治：白癜风。

用法：外搽。

制法：研细末，用镇江醋调匀，随用随调。

来源：经验方。

## ◎ 翠云散

组成：铜绿 15g，胆矾 15g，轻粉 30g，煅石膏 30g。

功能：祛湿，止痒。

主治：湿疮、平疮。

用法：湿疮，干掺；干疮，则用公猪胆汁调涂。

制法：研极细末。

来源：《外科正宗》。

## ◎ 玉肌散

组成：绿豆 250g，滑石、白芷、白附子各 10g。

功能：祛风，退斑。

主治：白屑风、酒刺、雀斑等。

用法：研细末，每次 2 匙，洗面时用。

制法：共研细末。

来源：《外科大成》。

◎ **铜绿散**

组成：铜绿、石膏、枯矾、松香。

功能：燥湿、止痒、杀虫。

主治：体癣、臀癣等。

用法：同青黛散混合，随病情轻重加减。

制法：用植物油调搽。

来源：《中医皮肤科诊疗学》引《中医外科学讲义》。

◎ **清凉粉**

组成：六一散 120g，梅片 12g。

功能：散风止痒，清凉收汗。

主治：痱子等。

用法：直接外扑。

制法：研细末。

来源：经验方。

◎ **穿粉散**

组成：轻粉、穿山甲、铅粉、黄丹各 10g。

功能：清热，渗湿。

主治：旋耳疮、黄水疮。

用法：植物油调成糊状。

制法：研极细末。

来源：《医宗金鉴》。

备注：对铅、汞过敏者，忌用。

## ◎ 解毒丹

组成：青黛6g，黄柏6g，煅石膏60g。

功能：解毒，祛湿。

主治：湿疹、急性过敏性皮炎。

用法：植物油调成糊状。

制法：研极细末。

来源：《皮肤病中医诊疗简编》。

备注：对汞过敏者，忌用。

## ◎ 玉容散

组成：白牵牛、团粉、白蔹、白细辛、甘松、白鸽粪、白及、白莲蕊、白芷、白术、白僵蚕、白茯苓各30g，荆芥、独活、羌活各15g，白附子、鹰条白、白扁豆各30g，防风15g，白丁香30g。

功能：退黑，去斑。

主治：黧黑斑、黑变病、黄褐斑、雀斑、粉刺等。

用法：每用少许，放手心内，以水调浓搽面上，良久，再以水洗面，早晚各1次。

制法：共研细末。

来源：《医宗金鉴》。

## ◎ 石珍散

组成：煅石膏30g，真轻粉30g，青黛10g，黄柏10g。

功能：解毒、收水、生肌。

主治：脓疱疮等。

用法：外涂。

制法：先用甘草煎水外洗，将上述诸药共研细末，用植物油调匀。

来源：《疡医大全》。

备注：对汞过敏者，忌用。

## ◎ 月白珍珠散

组成：青缸花 1.5g，轻粉 30g，珍珠 10g。

功能：祛腐，生肌。

主治：女阴、龟头黏膜溃疡。

用法：直接撒在患处，或用鸡蛋清调敷。

制法：研细末。

来源：《医宗金鉴》。

备注：对汞过敏者，忌用。

## ◎ 六星丹

组成：儿茶 10g，雄黄 5g，冰片 0.5g，轻粉 5g，滑石 10g，血竭 5g。

功能：除湿，解毒，生肌。

主治：连续性指端皮炎等。

用法：外搽。

制法：研细末，植物油调匀。

来源：《洞天奥旨》。

备注：对汞过敏者，忌用。药量由医者酌定。

## ◎ 大枫丹

组成：大枫子肉 50g，土硫黄 20g，枯矾 10g，明雄 10g。

功能：润肤，杀虫，止痒。

主治：手癣、体癣、疥疮。

用法：外搽，将药混匀，包入纱布搽手。

制法：研末，油调。

来源：《血证论》。

备注：药量由医者酌定。

## ◎ 柏黛散

组成：黄柏 30g，青黛 10g，煅石膏 15g，飞滑石 20g。

功能：清热解毒，收湿止痒。

主治：湿疹、皮炎。

用法：外搽。

制法：研细末，植物油调匀。

来源：《许履和外科医案医话集》。

备注：药量由医者酌定。

## ◎ 陀僧枯矾散

组成：密陀僧、枯矾各 10g，花蕊石 20g。

功能：收水，止痒。

主治：手足缝流水、浸渍等。

用法：外搽患处，1 日 2～3 次。

制法：研细末。

来源：经验方。

备注：对铅过敏者，慎用。

## ◎ 真君妙贴散

组成：明净硫黄 10g，荞面 5g，白面 5g。

功能：清热解毒，杀虫止痒。

主治：疥疮。

用法：清水微拌，外敷或干扑。

制法：研细末，或用油调匀。

来源：《外科正宗》。

## ◎ 五倍五石散

组成：五倍子 6g，煅石膏、花蕊石、钟乳石各 12g，滑石、炉甘石各 15g。

功能；收湿，祛臭，生肌。

主治：多汗症、腋臭。

用法：外扑，或外敷。

制法：研细末或油调匀。

来源：经验方。

## ◎ 牛角散

组成：牛角尖、水龙骨、松香、轻粉各等量。

功能：软坚，散结。

主治：胼胝等。

用法：敷贴。

制法：研细末，用凡士林，按 25% 浓度调成软膏。

来源：《外科大成》。

## ◎ 冰硼散

组成：元明粉 15g（风化），朱砂 0.5g，硼砂 15g（炒），冰片 0.5g。

功能：消肿，止痛。

主治：咽喉舌肿痛、口腔溃疡。

用法：用吹药器喷入。

制法：研极细末。

来源：《医宗金鉴》。

备注：对汞过敏者，忌用。

## ◎ 甘石散

组成：炉甘石、石决明、煅龙骨各 30g，熟石膏、松花粉各 60g，枯矾 15g，冰片 6g。

功能：收水，止痒。

主治：湿疹、渗出性皮炎。

用法：外扑。

制法：研细末。

来源：经验方。

## ◎ 鸡眼膏（粉）

组成：水杨酸 10g，盐酸普鲁卡因 5g，樟丹 5g，乌梅肉 5g，蔗糖 50g。

功能：腐蚀角质赘生皮损。

主治：鸡眼、胼胝。

用法：先用胶布按鸡眼大小剪一洞，粘套在鸡眼上，使鸡眼露在胶布洞上，将鸡眼膏厚涂鸡眼皮损上，再用胶布覆盖固定，4 天换药 1 次，待脱落为止。

制法：先将乌梅肉剪成细碎渣，备用，另取普鲁卡因粉、樟丹，在乳钵中研细，再加水杨酸粉、乌梅渣，共同研匀，尽量将乌梅研细，再加蔗糖，并滴入少量酒精，用力研细，成黏稠物。

来源：张作舟经验方。

## ◎ 古月粉

组成：胡椒适量。

功能：杀虫，止痒。

主治：皮肤瘙痒症、神经性皮炎、慢性湿疹等。

用法：外扑。

制法：研细末。

来源：经验方。

## ◎ 抑阴散

组成：草乌 2 份，南星、狼毒、白芷、独活各 1 份。

功能：回阳抑阴，温化寒湿。

主治：寒性脓疡。

用法：葱白水，或蜂蜜调敷。

制法：研细末。

来源：《保婴撮要》。

备注：切勿入口。

## ◎ 发际散

组成：五倍子末 310g，雄黄末 30g，枯矾末 30g。

功能：灭菌止痒，收湿化毒。

主治：毛囊炎、脓疱疮、湿疹感染。

用法：毛囊炎，用香油（芝麻油、麻油）或醋调敷疮上；脓疱疮，或湿疹感染，与湿疹粉等量混合，香油调搽。

制法：先将雄黄及枯矾研细，后加五倍子末研和。

来源：《朱仁康临床经验集》。

## ◎ 四黄散

组成：大黄末 15g，黄柏末 15g，雄黄末 15g，硫黄末 15g。

功能：清热，解毒，消肿。

主治：发际疮（毛囊炎）、疖肿、脓疱疮。

用法：麻油调搽。

制法：以上共研细末。

来源：《朱仁康临床经验集》。

# 第二章

# 水剂

　　水剂，是将中药煎煮，或者浸渍所制成的药液。常用于溻渍和洗疗法。溻渍法，又称"湿敷法"，相当于西医的开放性冷湿敷。古人常以丝帛，或新棉，蘸浸药液，溻渍于皮损处。《医宗金鉴》曰："软帛叠七八重，蘸汤勿令大干，覆于疮上，两手轻按片时，帛温再换，如此再按四五次。"

　　洗疗，是用煎好的汤药浸泡全身或局部的一种泡洗方法。《黄帝内经》中即有"燥者濡之""摩之浴之"的记载，这是关于洗疗的最早记录。

## 一、湿敷法（溻渍法）

### （一）湿敷的准备

　　**1. 湿敷药液**　根据患者的病情，辨证用药，将中药煎成药液，待自然冷却至38℃左右，备用。

　　**2. 湿敷垫**　所谓湿敷垫，即古人所用之丝帛、新棉，用时蘸药液，敷在皮损上，以达治疗之目的。现代医学则是根据治疗的需求，用消毒纱布6～8层，依据部位的不同，制成不同形状的湿敷垫，用时蘸药液，敷于皮损上。

### （二）湿敷的操作方法

　　根据患者皮损的大小，先将煎好的药液，适量地倒入一容器内（最好不用金属器皿）；再将湿敷垫放入、浸湿；取蘸好药液的湿敷垫（以不流药液为度），敷于患处，视患者病情之轻重，每次敷药20～30分钟。湿敷时，因药液蒸发，或湿敷垫升温，需要准备两份湿敷垫，交替使用；或者将湿敷液频滴于湿敷垫上，以使药垫能够保持适宜的温度和湿度。如果患者炎症消退，渗液减少，可适当减少湿敷的次数，缩短每次敷药的时间。

### （三）湿敷的功能

**1. 湿敷的原理**　湿敷利用了液体的渗透压。在为患者湿敷的过程中，低浓度的渗液缓缓向高浓度的湿敷药液渗透，从而使患处减少或者停止渗出，以达到收敛渗液之目的，使炎症逐渐消退。

**2. 冷敷的作用**　蘸湿的湿敷药垫置于皮损后，湿敷液自然冷却，可以促进局部皮肤末梢血管的收缩，从而达到减轻充血、减少渗出之目的。通过湿敷的传导和辐射作用，能使局部皮肤灼热、潮红的症状得以减轻。冷敷具有消炎、镇定、止痒、抑制渗出和收敛的功能。

（1）湿敷可促进药物的吸收：湿敷过程中，表皮角质层在被药液浸泡后，逐渐膨胀，细胞间隙明显增大，更有利于药物透入皮内，促进药物的吸收，同时还可达到活血通络之目的。

（2）湿敷有清洁作用：在湿敷过程中，湿敷垫将皮损表面的浆液渗出物，以及脓性分泌物逐渐吸收，软化并清除皮损表面的痂皮和其他附着物。因此，湿敷的过程，也是洗涤、清洁的过程。由此可知，湿敷具有清洁作用。

（3）湿敷有保护作用：湿敷过程中，敷在皮损上的湿敷垫，能够隔绝外界对皮损的不良刺激，减少不洁之物对皮损的影响。由此可知，湿敷具有保护作用。

### （四）湿敷的适应证

急性湿疹、皮炎等伴发皮肤肿胀、有糜烂渗出的皮损，可以采用湿敷。血液循环不良的损害，不宜采用开放性冷湿敷。

### （五）开放性冷敷的注意事项

采用开放性冷湿敷，必须掌握正确的方法，注意适应证，否则，不仅影响疗效，甚至还会出现相反的结果，使病情加重。

**1. 湿敷的次数和每次湿敷的时间**　湿敷的次数和每次湿敷的时间该如何确定？需要根据皮损之轻重，以及分泌物的多少来决定。若皮损的渗出液多，并伴有焮红、肿胀，可以适当增加湿敷的次数，并延长每次湿敷的时间，这样才能保证皮损有一定的湿度、温度和清洁度。湿敷间期，还可以在皮损处涂擦一些油膏。

一般来讲，病重的患者，每天可以湿敷 4～5 次；轻者，每天 2～3 次。

**2. 湿敷面积的确定** 治疗时，每一次湿敷的面积不可过大。一般来说，每次湿敷的面积，不能超过全身面积的 1/3。

**3. 特殊人群应注意的问题** 老年人、幼儿、体弱多病者，以及皮损在胸、颈部的患者，每次湿敷的时间不宜过长。冬季室温过低，最好不要采用冷湿敷法。

**4. 湿敷垫的正确使用** 湿敷时，湿敷垫必须与皮损紧密贴附，才能达到治疗之目的。颜面、耳后、肛门周围、外阴、指、趾等形态不规则的部位，应该特别注意，要将湿敷垫与皮肤贴附紧密。

### （六）湿敷剂常用方剂（共计 8 方）

◎ **马齿苋煎剂**

组成：马齿苋 60g。

功能：清热，解毒。

主治：急性渗出性皮肤病。

用法：湿敷。

制法：加水 200～300ml，煮沸 15 分钟后，冷却至 38℃左右，备用。

来源：张作舟经验方。

◎ **除湿洗方**

组成：葛根 20g，明矾 10g，苦参 15g。

功能：收湿，散风，拔干。

主治：腋下、腹股沟等处间擦疹；手足多汗症，亦可应用。

用法：湿敷患处。

制法：加水 200～300ml，煎煮 15 分钟后，冷却至 38℃左右，
　　　备用。

来源：张作舟经验方。

◎ 湿敷方

组成：马齿苋 15g，苦参 15g，苍术 15g，白鲜皮 30g。

功能：解毒除湿，收敛止痒。

主治：急性皮肤疾患有渗出者。

用法：湿敷患处。

制法：煎汤去渣，冷却后备用。

来源：张作舟经验方。

◎ 苍肤水洗剂

组成：苍耳子、地肤子、威灵仙、艾叶、吴茱萸各 15g。

功能：搜风解毒，杀虫止痒。

主治：掌跖脓疱病、细菌性湿疹，以及各种感染性皮肤病。

用法：外洗，或湿敷患处。

来源：经验方。

◎ 二黄煎

组成：黄柏 30g，黄连 15g。

功能：清热，解毒。

主治：疮疡毒热盛，皮肤焮红或糜烂者。

用法：湿敷患处。

制法：加水 2 500ml，煎至 1 000ml，滤去渣，备用。

来源：《中医外科证治经验》。

◎ 除风洗药

组成：生川乌、生草乌、皂角、牛蒡子、荆芥穗、防风、苦
　　　参、泽兰、蛇床子、赤芍、川椒、白鲜皮、鹤虱、大黄
　　　各 15g，大枫子 24g。

功能：杀虫止痒，清热收湿。

主治：脚湿气等。

用法：湿敷，或淋洗患处。

制法：加水 1 000 ～ 2 000ml，煎汤滤渣，冷却。

来源：山东省皮肤病性病防治研究所方。

◎ 石榴皮水

组成：石榴皮 20g。

功能：驱虫，抗菌，收敛，抗病毒。

主治：浸渍擦烂型稻农皮炎、急性皮炎、湿疹。

用法：稻农皮炎，可于临睡前用本品擦患处；急性皮炎及湿
　　　疹，可用本品湿敷，每日 3 ～ 5 次，药液每日换 1 次。

制法：取石榴皮，加水 300ml，煎沸 10 分钟左右，去渣，加
　　　水至全量。

来源：《皮肤科外用制剂手册》。

◎ 茶叶水

组成：绿茶 7g，水适量，全量 500ml。

功能：收敛，抑菌。

主治：接触性皮炎、湿疹。

用法：开放性湿敷。

制法：取绿茶，加水煎煮成 500ml 左右，即得。

来源：《皮肤科外用制剂手册》。

## 二、洗疗法

洗疗法，是传统医学外治法之一，在外治疗法中，占有十分重要的地位。洗疗，是将药煎汤后，泡洗全身，或者浸泡局部患处的一种治疗方法。医师根据病种，辨证用药，依据药物的性质，再结合泡洗的物理作用，从而达到预防和治疗疾病之目的。一般来讲，洗疗时，要趁着药液温热时使用；个别病种，如手癣，需待药液冷却后使用。洗疗法，借助于药力和热力，通过皮肤、黏膜作用于肌体，能使腠理疏通，脉络调和，气血流畅。

### （一）洗疗法的功能

**1. 活血化瘀，消肿止痛**　药液作用于全身或局部患处，可改善肢体的微循环，起到疏通经络、温通血脉、消肿止痛的作用。

**2. 祛湿止痒，收湿敛干**　结合药物的作用，洗疗法能起到祛湿止痒、收湿敛干之功效。

**3. 杀虫止痒，润肤祛癣**　洗疗时，一些清热解毒和杀虫止痒的药物作用于皮损，有杀虫止痒、润肤祛癣之功。

### （二）洗疗法的适应证

1. 各型慢性湿疹、皮炎、皮肤瘙痒症、银屑病。

2. 汗疱疹。

3. 手足癣。

### （三）洗疗的操作方法

1. 洗疗法，可以在涂擦软膏之前进行，每日或隔日泡洗1次。用药液进行洗疗，皮肤角质层的厚皮膨胀、脱落，可加强皮肤对药物的吸收。采用洗疗方法时，药液的温度要适宜，应避免过冷，或者过热。

2. 冷泡法适用于水疱、汗疱等病，依病情之轻重，每日可浸泡1～2次，每次10～20分钟，待水疱吸收、干涸后，再改用乳剂或软膏。手癣常采用冷泡法治疗。治疗手癣时，首先要明确诊断，在确定诊断无误的前提下，才可采用醋泡方，让患者每天浸泡1次，每次半小时，浸泡完毕，不要用水冲洗。需要注意的是，非真菌性的鹅掌风，禁用醋泡方。

### （四）洗疗法常用方剂（共计8方）

◎ **止痒一号洗方**

组成：豨莶草30g，苦参30g，地肤子15g，明矾9g。

功能：祛风，燥湿，止痒。

主治：肛门、外阴瘙痒症。

用法：煎水半盆，半温时，反复洗患处，每次15分钟，每日洗2次，用时加温。

制法：煎汤2 000ml，熏洗患处。

来源：《朱仁康临床经验集》。

◎ **止痒二号洗方**

组成：透骨草30g，红花15g，苦参30g，雄黄15g，明矾15g。

功能：搜风活血，除湿止痒。

主治：神经性皮炎、皮肤淀粉样变等皮损极厚者。

用法：煎水半盆，半温时，用小毛巾反复洗患处，每日3～4次，每次15分钟。

制法：煎水200ml，湿敷或外洗患处。

来源：《朱仁康临床经验集》。

◎ **苦参蛇床子洗方**

组成：苦参22g，蛇床子22g，皂矾22g。

功能：燥湿，杀虫，止痒。

主治：疥癣湿疮、阴部瘙痒症等。

用法：趁热先熏后洗，每日 2 次，每次约 30 分钟。

制法：取苦参、蛇床子加水煎汤，去渣，加入皂矾溶化，
　　　即得。

来源：《皮肤科外用制剂手册》。

## ◎ 苦参汤

组成：苦参 30g，防风 60g，露蜂房 60g，甘草 60g。

功能：祛风燥湿，解毒消肿。

主治：痤疮、疿子、肛门瘙痒。

用法：水煎温水外洗。

制法：水煎。

来源：《太平圣惠方》。

## ◎ 三黄洗剂

组成：大黄、黄柏、苦参、黄芩各等份。

功能：清热燥湿，杀虫止痒。

主治：急性湿疹、奶癣、药物性皮炎、牛皮癣、皮肤瘙痒
　　　症等。

用法：用棉花蘸药汁，擦患处，1 日 4 ~ 5 次。

制法：共研细末，每用 10 ~ 15g 药粉，加蒸馏水 100ml、医用
　　　苯酚 1ml，摇匀。

来源：《中医外科临床手册》。

## ◎ 菖蒲醋剂

组成：水菖蒲根 100g，食醋 200ml。

功能：祛风，杀虫，止痒。

主治：牛皮癣、神经性皮炎、手癣。

用法：用毛笔或棉签蘸药，涂擦患处。每日 3 ~ 4 次。

制法：将水菖蒲根切碎，浸于食醋中，1 周后使用。

来源：《中医外治求新》。

## ◎ 狼毒汤

组成：狼毒、雄黄、大枫子、木鳖子各 10g，荆芥、防风、苦参、羌活、地肤子、紫草各 15g，当归、川芎、白鲜皮各 30g。

功能：祛风，软坚，脱屑。

主治：牛皮癣。

用法：趁热擦洗，每日擦洗 2 ～ 3 次，一剂用 3 天，1 个月为 1 个疗程，酌情使用 3 ～ 4 个疗程。

制法：水煎。

来源：经验方。

## ◎ 柏叶洗方

组成：侧柏叶 120g，苏叶 120g，蒺藜秧 240g。

功能：清热，润肤，止痒。

主治：牛皮癣、鱼鳞癣（蛇皮癣），以及其他干燥脱屑类皮肤病。

用法：用软毛巾蘸汤溻洗，或者溻洗后加热浸浴。

制法：共研粗末，装纱布袋内，用水 2 500 ～ 3 000ml，煮沸 30 分钟。

来源：《赵炳南临床经验集》。

### （五）洗疗法的注意事项

1. 采用中药洗疗法，一定要注意适应证的选择。民间有些人误以为，只要是皮肤病，都可以用盐水、花椒水和茶水进行泡洗，实则不然，一些皮肤病经过洗疗后，往往使病情更加严重，所以，选择适应证，非常重要。一般来讲，银屑病、慢性浸润性湿疹、皮肤瘙痒症、慢性皮炎，以及由于血脉不通所引起的皮肤病，可以采用洗疗法进行治疗。

2. 采用洗疗法进行治疗时，药液的温度、每次洗疗的时间，都要随着病情的变化而发生改变。慢性肥厚皮损，以及血脉瘀滞不通所致的皮肤病，可适当延长每次洗疗的时间，且药液的温度也不要过低，以舒适为度。

3. 皮肤若有皲裂，或者渗出糜烂的皮损，忌用洗疗，待皮损愈合后，才可洗疗，以防发生感染。

4. 采用洗疗时，根据病情的变化，可以随症配合其他外用药物。

### （六）泡洗方常用方剂（共计 13 方）

◎ **斑蝥醋浸剂**

组成：全虫 16 个，斑蝥 12 个，皮硝 12g，乌梅肉 30g，米醋
　　　500ml。

功能：杀虫，止痒。

主治：神经性皮炎、皮肤瘙痒症。

用法：涂于患处。

制法：将上药入醋内，浸泡 7 昼夜，过滤，备用。

来源：《赵炳南临床经验集》。

备注：皮肤有损伤者，勿用。

◎ **葛根泡手剂**

组成：葛根 20g，百部 20g，明矾 20g，水 1 000ml。

功能：清热收湿，止汗止痒。

主治：汗疱疹及手足多汗症。

用法：浸泡手足，可用于止汗；汗疱病，用冷水泡手，每次
　　　20 分钟，1 日 2 次。

制法：上药用水煎熬 20 分钟。

来源：《赵炳南临床经验集》改进方。

## ◎ 醋泡方

组成：荆芥 18g，防风 18g，红花 18g，地骨皮 18g，皂角 30g，大枫子 30g，明矾 18g。

功能：灭菌，止痒。

主治：鹅掌风（手癣）、干脚癣。

用法：每天晚上，将手或脚浸泡半小时，每剂药连泡 2 周，为 1 个疗程；若有效，可继续 2～3 个疗程。

制法：上药用米醋 1 500ml，放盆中，泡 3～5 天后，备用。

来源：《朱仁康临床经验集》。

## ◎ 浸泡方

组成：王不留行 30g，明矾 9g。

功能：收敛止汗，灭菌止痒。

主治：汗疱疹、手足多汗症、手足癣（皲裂角化型）。

用法：每天用药 1 份，熬水半盆，趁半温时，将手或脚泡 15 分钟，每日泡 2 次，再泡时需加温。

制法：水煎。

来源：《朱仁康临床经验集》。

## ◎ 疣洗方

组成：马齿苋 60g，露蜂房 9g，陈皮 15g，苍术 15g，细辛 9g，蛇床子 9g，白芷 9g，苦参 15g。

功能：去疣。

主治：扁平疣。

用法：每日 1 剂，煎水半盆，半温时，用小毛巾反复擦洗 15

分钟，每日 4～5 次，洗时加温。

制法：水煎。

来源：《朱仁康临床经验集》。

## ◎ 脂溢洗方

组成：苍耳子 30g，苦参 15g，王不留行 30g，明矾 9g。

功能：收敛，止痒。

主治：头皮脂溢性皮炎。

用法：洗前，需将头发剪短，每次用药 1 剂，煎水半盆，用小毛巾蘸水，反复洗头皮，每次洗 15 分钟。可一天用原水洗 2 次，隔 3 日，用药液洗 1 次。

制法：水煎。

来源：《朱仁康临床经验集》。

## ◎ 毛疮洗方

组成：苍耳子 60g，雄黄 15g，明矾 30g。

功能：灭菌，解毒。

主治：毛疮（毛囊炎）、发际疮。

用法：每日用药 1 剂，煎水半盆，用小毛巾蘸水，反复洗患处，每次洗 15 分钟，一天洗 4～5 次。洗时略加温，洗前剪平头发。

制法：水煎。

来源：《朱仁康临床经验集》。

## ◎ 艾叶洗剂

组成：艾叶、防风各 60g，雄黄、花椒各 6g。

功能：止痒。

主治：皮肤瘙痒症、慢性湿疹、泛发性神经性皮炎。

用法：用药液擦洗患处，每日 2 次，以午睡前及晚间擦洗为佳，擦洗后切勿洗澡。

制法：水煎。

来源：《中医外治求新》。

◎ 千里光洗方

组成：千里光 50g，水适量，全量约 1 000ml。

功能：收敛，止痒，消炎。

主治：急性湿疹、皮炎。

用法：洗涤或湿敷患处，每日 3～5 次，药液每日换 1 次。

制法：取千里光加水煎汤，去渣，即得。

来源：《皮肤科外用制剂手册》。

◎ 治足癣感染方

组成：生大黄 30g，黄连 15g，黄柏 20g，苍术 20g，苦参 20g，枯矾 15g，一枝黄花 30g。

功能：清热解毒，消炎止痛，燥湿，收敛止痒，抑菌。

主治：足癣感染。

用法：将药液置于盆中，趁温将患足浸入，每次半小时，1 日 3 次，每剂药用 1 天。复用时，药液需加温。

制法：以上药水煎 30 分钟。

来源：《中医外治求新》。

◎ 醋泡大黄

组成：大黄 100g，米醋 1 000ml。

功能：收敛，燥湿，止痒，驱虫。

主治：手癣。

用法：将手浸入药液中，每次 20 分钟（儿童 10～15 分钟），每日 2 次，1 周为 1 个疗程。

制法：将大黄加入米醋中，浸泡 10 日。

来源：《中医外治求新》。

## ◎ 复方苦参醋浸液

组成：苦参、大枫子、蛇床子、地肤子、防风各 30g，枯矾、
　　　川椒、川芎各 20g，红花 15g。

功能：杀虫，止痒。

主治：手足癣

用法：置患手足于药液中浸泡，每日 1～2 次，每次 30 分钟，
　　　每剂药可连续使用，5 天为 1 个疗程。

制法：将药放入盘内，倒入食醋 1 500ml，加盖密封，浸泡 24
　　　小时后，滤去药渣，备用。

来源：《中医外治求新》。

## ◎ 干葛洗方

组成：干葛 120g，明矾 15g。

功能：去湿，收敛，止汗。

主治：手足多汗症及腋部多汗症。

用法：待药液温后，浸泡手足。

制法：加水 1 000～1 500ml，煮沸 15～20 分钟。

来源：《赵炳南临床经验集》。

# 第三章

# 水粉剂

水粉剂，亦称洗剂、悬垂剂，是在水中加入 30%～50% 不溶性的粉剂（如炉甘石、滑石粉、复方九华粉等）配制而成的外用药剂。为了使水粉剂能起到悬浮和滋润保湿的作用，制剂中常加入 10% 的甘油。因粉剂具有不溶性，常在药剂中产生沉淀，在使用前，需要加以振荡，所以，水粉剂也称"振荡剂"。

## 一、水粉剂的功能

1. 将水粉剂涂擦在皮损上，其中的水分在蒸发过程中，可将热量带走，使患处有清凉、舒适的感觉；再结合药物的安抚、收敛之作用，水粉剂对于红斑丘疹皮损有吸收、清热、止痒的功效。水分蒸发后，药液中的药粉附着于皮肤上，形成一层粉状薄膜，又可减少外界对皮损的刺激，有一定的隔绝作用。

2. 水粉剂中的甘油，能起到润泽皮肤的作用，防止皮肤干燥，而且待水分蒸发后，甘油具有保湿的作用。水粉剂中的甘油，还有助于粉剂在皮肤上的附着。

3. 对于炎症性皮损，可酌情在水粉剂中加入酒精或白酒，这样能够促进水分的蒸发，加强红斑的吸收，并可起到清热、消炎的作用。

水粉剂，实际上是水剂和粉剂的结合，也就具有两者的双重功效。

## 二、水粉剂的适应证

由于水粉剂具有收敛、止痒、收湿、拔干的作用，所以水粉剂适用于急性红斑、瘙痒无渗出的皮损。

## 三、水粉剂的使用方法

水粉剂在静止的时候，药物以沉淀的形式存在，使用前必须将药液振荡均匀，使药粉与水充分混匀，然后用纱布或毛刷蘸药液，涂布在皮损上，每日数次。

## 四、使用水粉剂的注意事项

1. 糜烂有渗出性皮损及有脓液痂皮者，不宜使用水粉剂。

2. 局部末梢血液循环不良者，不宜使用水粉剂。

3. 慢性炎性皮损、干燥皲裂肥厚苔藓样变者，不适宜使用水粉剂。

4. 毛发部位的皮损，不适宜使用水粉剂。

5. 含有酒精的水粉剂，不能用于急性过敏性皮炎的皮损。

## 五、水粉剂常用方剂（共计 12 方）

### ◎ 祛湿止痒洗剂

组成：寒水石 10g，炉甘石 10g，冰片 3g，甘油 15g，滑石粉 10g。

功能：收敛，除湿，止痒。

主治：过敏性皮炎、荨麻疹等。

用法：振荡均匀，外搽皮损。

制法：将固体药物研成极细面，加入甘油及蒸馏水，至 100ml 即成。

来源：张作舟经验方。

### ◎ 冰矾洗剂

组成：冰片 1g，明矾 15g。

功能：收敛，止痒。

主治：头皮脂溢性皮炎。

用法：振荡均匀，外搽皮损。

制法：将明矾研为细末，兑入冰片研均，再加入蒸馏水，至
　　　100ml即成。

来源：张作舟经验方。

◎ **止痒除臭洗剂**

组成：滑石15g，枯矾10g，密陀僧10g，甘油15g。

功能：敛汗，除臭。

主治：手足多汗症及臭汗症。

用法：振荡均匀，外搽皮损。

制法：将前3味药研细末，加入甘油及适量蒸馏水，即可。

来源：张作舟经验方。

◎ **九华粉洗剂**

组成：朱砂18g，川贝母18g，龙骨120g，月石90g，滑石
　　　620g，冰片18g。

功能：收湿，止痒。

主治：脂溢性皮炎、丘疹性湿疹。

用法：振荡均匀，外搽皮损。

制法：上药共研细末，取药粉30g，加甘油30g，蒸馏水
　　　1 000ml，即可。

来源：《朱仁康临床经验集》。

◎ **三石水**

组成：炉甘石90g，滑石90g，赤石脂90g，冰片9g，甘油150ml。

功能：收湿，止痒。

主治：丘疹性湿疹、风瘙痒、脂溢性皮炎等。

用法：振荡均匀，外搽皮损。

制法：将固体药物共研细末，加入蒸馏水 10 000ml，最后加入
　　　甘油 150ml，即可。

来源：《朱仁康临床经验集》。

## ◎ 青黛洗剂

组成：青黛粉 2g，蛤粉 2g，炉甘石粉 20g，枯矾粉 2g，冰片
　　　1g，雄黄粉 2g。

功能：清热解毒，收湿止痒。

主治：桑毛虫皮炎、松毛虫皮炎等。

用法：振荡均匀，外搽皮损。

制法：以少量白酒将冰片溶化，然后与上述药粉同入水中，将
　　　水加至 100ml，摇匀即成。

来源：《中医外科学》。

## ◎ 炉甘石洗剂

组成：炉甘石 15g，氧化锌 5g，甘油 5～10g。

功能：安抚，止痒。

主治：亚急性湿疹无明显渗出者。

用法：振荡均匀，外搽皮损。

制法：将前 2 味药研极细末，加入甘油及水，至 100ml。

来源：《皮肤科外用药指南》。

附：　（1）冰片炉甘石洗剂

　　　　　　按上方，另取冰片 1～2g，加甘油、酒精研匀溶
　　　　　　解，缓缓加入炉甘石洗剂中，边加边搅拌。可加
　　　　　　强止痒之功能。

　　　（2）地榆炉甘石洗剂

　　　　　　地榆面 10g，加水研成糊状，缓缓加入炉甘石洗

剂中，边加边搅拌。

（3）枯矾炉甘石洗剂

枯矾面 5g，缓缓加入炉甘石洗剂中，搅拌均匀。

可加强收湿拔干之功能。

来源：《精选皮肤科外用制剂手册》。

## ◎ 氧化锌炉甘石洗剂

组成：炉甘石 80g，氧化锌 80g，甘油 50ml，水加至 1 000ml。

功能：清热祛湿，止痒安抚。

主治：皮肤炎症，如丘疹、亚急性皮炎等。

用法：将药液摇匀，用毛刷或棉花、纱布，蘸擦皮损。

制法：取炉甘石、氧化锌研匀，过筛，置乳钵内，加少量甘油
与水的混合液，研成乳状后，再继续加甘油、水，到足
量即得。

来源：《制剂手册》（北京市卫生局编，人民卫生出版社 1978
年出版）。

## ◎ 复方硫黄洗剂（处方1）

组成：沉降硫黄 30g，硫酸锌 30g，樟脑醑 100ml，甘油
100ml，水加至 1 000ml。

功能：减少皮脂溢出，有杀菌、收敛之作用。

主治：痤疮、酒渣鼻等。

用法：用纱布或小毛刷，蘸药涂擦皮损。

制法：取沉降硫黄研细，过筛，置乳钵中，加甘油研匀，缓缓
加入硫酸锌水溶液（硫酸锌溶于 250ml 水中），研磨均
匀。然后，缓缓加入樟脑醑，随加随研，至混悬状，最
后，加水到足量，研匀即得。

来源：《制剂手册》（北京市卫生局编，人民卫生出版社 1978

年出版）。

## ◎ 复方硫黄洗剂（处方2）

组成：升华硫 100g，硫酸钾 100g，硫酸锌 40g，甘油 150ml，
　　　水加至 1 000ml。

功能：抑制皮脂分泌，杀虫止痒。

主治：皮脂溢出、痤疮、酒渣鼻、疥疮等。

制法：先将硫酸锌及硫酸钾分别加水溶解混合，另取升华硫，
　　　加甘油研磨成糊状，两液混合，即成。

来源：《精选皮肤科外用制剂手册》。

## ◎ 颠倒散洗剂

组成：颠倒散 10g，甘油 5ml，滑石面 10g，加水至 100ml。

功能：除湿脱脂，杀虫止痒。

主治：脂溢性皮炎、酒渣鼻、痤疮等。

制法：取颠倒散、滑石面研匀，过筛，置乳钵内，加少量甘油
　　　与水的混合液，研成乳状后，再继续加甘油，加水到足
　　　量，即得。

来源：经验方。

## ◎ 汗斑擦剂

组成：密陀僧 30g，硫黄 30g，白附子 15g。

功能：灭菌，除癣。

主治：花斑癣（汗斑）。

用法：用醋调如糊，每日用黄瓜蒂（无时，可改用纱布中填棉
　　　花，扎成帚），蘸药摩擦 1 遍，1 日 2 次。

制法：研成细末。

来源：《朱仁康临床经验集》。

# 第四章

# 油剂

油剂，又称油调剂，由植物油调配适量的药粉而制成。油剂为中医传统外治法的常用剂型，原来多采用花椒油调制，现在更多地使用食用油（香油、花生油、菜籽油等）制成。由于植物油为不饱和脂肪酸甘油酯，性缓，无刺激性，具有比矿物油更好的渗透性，故适用于急性皮炎、湿疹、脓疱疮等炎性皮损（有渗出者，更为适用）。油剂可以直接涂敷于皮损之上，也常用于各种皮损湿敷的治疗间期。油剂具有收干、止痒、清洁皮肤，以及润燥之功用。

## 一、油剂的适应证

1. 各型渗出性急性皮炎、湿疹、脓疱病等。这类皮肤病，可单独外用油剂，也可以在湿敷间期使用。

2. 可用于各型红皮病。对于这类皮肤病，单独使用油剂，即有护肤、清洁表皮的作用。

3. 急性、亚急性皮炎、湿疹等，伴有继发感染，以及表面有糜烂渗出者，均可使用油剂。

## 二、油剂的使用方法

1. 先将药粉混合均匀，再用新鲜植物油把药粉调成糊状。

2. 用小毛刷，蘸上药油，均匀地涂擦于皮损上。

3. 为了使涂药后的皮损得到保护，隔绝外界刺激，可以在药油上再撒布一些滑石粉。

4. 使用油剂时，最好将皮损充分暴露在外，这样才更有利于药物的吸收和渗出液的蒸发。如果涂药后确实需要包扎，也不要使用不透气的塑料薄膜，以防浸渍，使病情加重。

## 三、使用油剂的注意事项

1. 植物油性质缓和，故由植物油调制而成的药油，适用于一般性炎性，以及敏感性皮损。但是，在使用其他药油时，一定要考虑到其适用范围，如大枫子油，对于急性过敏性皮损，会产生一定的刺激性，可致皮损恶化，病情加重，所以，急性过敏性皮损，不能使用大枫子油。

2. 根据张作舟多年的临床经验，若在油剂内酌情加入 10% ~ 20% 的氧化锌，可提高药油的附着性，增强疗效。

3. 毛发部位，不适宜用油剂，必须使用时，应先将毛发剪短，或者剃掉。

4. 在使用油剂的过程中，需要换药时，可用植物油轻拭，以清洁皮肤。

## 四、油剂常用方剂（共计 16 方）

◎ 解毒除湿油调剂

组成：黄柏 20g，氧化锌 10g。

功能：清热解毒。

主治：脓疱疮、足癣感染、湿疹感染等。

用法：将油调剂擦于患处。

制法：将上述药物，研极细末，用适量植物油，调成糊状。

来源：张作舟经验方。

备注：严重感染者，可加入抗生素粉剂。

◎ 紫草茸油

组成：紫草 500g，芝麻油 2 500g。

功能：活血化瘀，软坚散结。

主治：下肢红斑结节类疾患，以及皮肤紫红斑块等。

用法：将油剂涂于患处。

制法：将紫草置于铜锅内，以芝麻油浸24小时。用文火熬至
　　　焦枯，离火过滤，去渣，取油，储于瓷皿内，备用。

来源：《赵炳南临床经验集》。

## ◎ 甘草油

组成：甘草30g，芝麻油300g。

功能：解毒，润肤。

主治：用于清洁疮面，或做赋形剂。

用法：将油剂擦于患处。

制法：将甘草浸入油内24小后，以文火将其炸至焦黄，去
　　　渣，备用。

来源：《赵炳南临床经验集》。

## ◎ 花椒油

组成：红点花椒9g，芝麻油500g。

功能：解毒，润肤。

主治：清洁消毒疮面，急性湿疹等。

用法：涂敷患处。

制法：将油放于铜锅内，烧开后离火，将花椒放入锅内，待油
　　　凉后，将花椒取出，储瓶，备用。

来源：《赵炳南临床经验集》。

## ◎ 祛湿药油

组成：苦参120g，薄荷90g，白芷90g，防风60g，荆芥穗
　　　120g，连翘160g，白鲜皮150g，鹤虱草90g，大黄
　　　90g，苍术90g，威灵仙120g，大枫子（碎）300g，五

倍子（碎）150g，香油 10kg。

功能：除湿，润肤。

主治：急性湿疹、接触性皮炎。

用法：调药粉，外敷；或涂油后，外撒药粉；亦可做清洁剂。

制法：将群药放入香油内，一昼夜后，文火炸至焦黄，过滤，每 500g 油加青黛面 1.5g。

来源：《赵炳南临床经验集》。

备注：勿入目、入口。

## ◎ 化坚油

组成：透骨草 3g，伸筋草 7.5g，茜草 6g，木通 7.5g，松节 4.5g，紫草根 7.5g，地榆 6g，昆布 6g，刘寄奴 3g，香油 360g。

功能：活血化瘀，通络软坚。

主治：烫、烧伤后大面积增生性瘢痕，红斑脱屑角化性皮肤病。

用法：用时，微加温，直接涂于皮损。

制法：将群药油浸两昼夜，用文火把药炸成焦黄色，去渣，备用。

来源：《赵炳南临床经验集》。

## ◎ 青黛油

组成：青黛 60g，黄柏 60g，石膏 120g，海浮石 120g。

功能：清热解毒，收湿止痒。

主治：漆疮、黄水疮、粟疮等。

用法：直接擦于患处。

制法：将上述药物共研细末，加适量植物油，调成糊状。

来源：《中医外科学》。

## ◎ 阴癣油

组成：松叶（炒黑）30g，樟脑 10g。

功能：杀虫，止痒。

主治：阴癣。

用法：外涂患处。

制法：各研细末，和匀，临用时，用植物油适量，调成稀糊状，即可。

来源：经验方。

## ◎ 灭疥油

组成：硫黄 60g，白矾灰 120g。

功能：杀虫，止痒。

用法：麻油调成糊状，炙令热，薄涂，摩之。

主治：疥疮。

制法：各研细末，和匀。

来源：《普济方》。

## ◎ 紫草油

组成：紫草 100g，黄芩 50g，麻油 450g。

功能：清热，收湿，止痒。

主治：尿布皮炎、婴儿湿疹等。

用法：外涂患处。

制法：以上 2 味，入油锅，浸 24 小时后，加温过滤。

来源：经验方。

## ◎ 紫白锌氧油

组成：白芷、紫草各 10g，芝麻油 100ml，氧化锌 40g。

功能：收湿，止痒。

主治：臭田螺、水渍疮、草毒等。

用法：外涂患处，每天 3 次。每次用药时，先用麻油将原药膏擦去，再涂新药油。

制法：将上 2 味药放入 100ml 麻油中，熬煎，去渣，存油。取药油 60ml，加入氧化锌细粉 40g，调匀即得。

来源：经验方。

## ◎ 黄艾油

组成：黄连、艾叶。

功能：清热解毒，收水解痒。

主治：婴儿湿疹等。

用法：外擦患处。

制法：黄连研细末，用植物油调成糊状，涂在瓷碗壁上，倒置在点燃的艾绒上熏，待黑，再取黄连糊，加植物油，调成稀糊状，备用。

来源：《中医皮肤科诊疗学》。

## ◎ 紫草地榆油膏

组成：紫草 5g，地榆 10g，冰片 2g，氯霉素 2g，氧化锌32g，植物油 49ml。

功能：消炎，收敛，止痒。

主治：传染性湿疹皮炎、急性湿疹、过敏性皮炎、婴儿湿疹等。

制法：以上诸药共研细粉，选取 80 目筛，逐渐加入植物油内，搅匀。

来源：《精选皮肤科外用制剂手册》。

备注：对氯霉素过敏者，忌用。

## ◎ 黑豆馏油冰片油膏

组成：冰片 20g，黑豆馏油 30g，氧化锌 480g，植物油加至
　　　1 000ml。

功能：止痒，消炎，收敛，防腐。

主治：各型亚急性湿疹。含 10% 黑豆馏油，有剥脱和促角质
　　　层生成之作用，多用于疾病后期，或慢性湿疹、银屑
　　　病、神经性皮炎等。

用法：外擦患处。

制法：取冰片（用数滴乙醇溶解）、黑豆馏油、氧化锌细粉，
　　　逐步加入植物油中，搅匀即得。

来源：《新编皮肤科用药手册》。

## ◎ 鸦胆子油

组成：鸦胆子 30g。

功能：去疣。

主治：扁平疣（适用于少量）、寻常疣。

用法：用牙签挑取极少量鸦胆子油，小心点于扁平疣或寻常疣
　　　上，不要碰及好皮肤，以免产生凹痕。

制法：将鸦胆子剥去壳，取仁，捣碎，置瓶中，加入乙醚，略
　　　高过为度，隔 2 小时后，将上层浮油倒于玻璃器皿中，
　　　等乙醚挥发后，即得鸦胆子油，装小瓶中，备用。

来源：《朱仁康临床经验集》。

备注：①在乙醚挥发时，勿近火（不要划火柴），以免发生爆
　　　炸；②一次只能点 10 余个"疣"，一般情况下，只需
　　　点 1 次，点后，皮损会发红，有烧灼、疼痛的感觉，隔
　　　天即变黑，再过 2~3 天，即可脱落。

## ◎ 冰片鸡蛋油（蛋黄油）

组成：鸡蛋黄油、冰片。

功能：消肿止痛，固皮生肌。

主治：慢性溃疡、烫伤疮面，以及各部位之瘘管。

用法：外搽皮损疮面，或滴入瘘管内。

制法：鸡蛋10个（或更多），煮熟，去蛋白，用蛋黄干炸炼油，每30g鸡蛋黄油，加入冰片1.5～3g，密闭储存，备用。

来源：《赵炳南临床经验集》。

备注：化脓性疮面，以及有腐肉组织之疮面，勿用。

# 第五章

# 酒浸剂

酒浸剂，即用酒浸泡药物所制成的制剂。古人通常采用白酒，或者黄酒浸泡药物，俗称"药酒"。现在的酒浸剂，多用酒精浸泡药物，再经过滤制成。酒浸剂中的主要成分含挥发性药物者，称"醑剂"；不含挥发性药物者，称"酊剂"。用酒精浸泡药物，使药物的有效成分溶于酒精溶媒当中，将酒浸剂均匀地涂擦在皮损上，待酒精挥发后，药物即可覆于皮损上，发挥治疗作用。

## 一、酒浸剂的制作方法

小规模生产酒浸剂，常采用的方法有以下 3 种。

**1. 溶解法** 取可溶于酒精的药物粉末，或流浸膏，加入一定比例的 75% 酒精当中，待药物溶解后，再经过滤，即可制成酒浸剂。

一般来讲，按照药材所占酒浸剂 10% ~ 20% 的浓度，进行配制。

**2. 浸渍法** 取粉碎成粗末的中药材，置于有盖的玻璃容器当中，加入 75% 酒精；无剧毒、无刺激性的药物，一般以 20% ~ 30% 的浓度为宜，浸泡 5 ~ 7 天，不时加以搅拌，或者振、摇，收集上清液，残渣过滤，分装备用。

**3. 渗滤法** 将粉碎成细末的药材，置于渗滤瓶内，添加 75% 酒精，使滤液流入收集瓶内，待渗液流出量达到酒浸剂所需要量的 3/4 时，停止渗滤，压榨残渣，收集压出液，与前收集液混合、过滤，添加溶媒达到所需要量；或者在收集瓶塞上，放置冷凝管，使酒精反复渗滤，最终达到需求量。

## 二、酒浸剂的功能

1. 酒精能溶解皮脂，使表皮疏松，并可吸收皮肤中的水分。

2. 酒精能舒筋活血，促进末梢血管的扩张，增强其通透性。酒浸剂用于皮肤，有利于药物的吸收；末梢血管的扩张，使酒浸剂中所含药物，能更好地发挥药理作用。

3. 酒精可以消毒、杀菌，具有止痒之功效。

## 三、酒浸剂的适应证

**1. 适用于各种瘙痒性皮肤病**　由于酒精能够溶解角质，抑制皮脂的分泌，加之酒浸剂所含中药的作用，使其有很好的止痒功效。酒浸剂经过皮肤的吸收，可用于神经性皮炎、痒疹等皮肤病的治疗。同时，在酒浸剂的使用过程中，随着酒精的挥发，还可发挥散热、镇静之作用。

**2. 促进毛发生长，可用于脱发的治疗**　以养血活血中药制成的酒浸剂，能改善毛发脱落、毛根萎缩之状况，给毛发以更多的营养，可用于各种脱发病，如斑脱、脂溢性皮炎脱发等的治疗。

**3. 促进色素细胞的形成，适用于白癜风**　若在酒浸剂中加入光敏感性中药，如补骨脂、防风、白芷等，能增加皮肤对光的敏感性，促进色素细胞增生。有些学者认为，这些药物能在黑色素细胞中浓集，在光感作用下，可以增加酪氨酸酶的活性，从而提升色素细胞的生物合成能力。

**4. 酒浸剂有杀菌作用，适用于手足癣**　若酒浸剂中含有杀菌的有效药物，则可用于治疗手足癣等病。常用的杀菌中药有土槿皮、土大黄、丁香等。

## 四、酒浸剂的注意事项

1. 因酒精有较强的刺激性，所以，急性炎症，以及糜烂渗出性皮损，禁用酒浸剂。

2. 干性皮肤，以及皲裂性皮损，不宜使用酒浸剂。

3. 皮肤褶皱部位，以及黏膜表面，不宜使用酒浸剂。

4. 若皮损面积较大，使用酒浸剂时，应将其稀释。

# 五、酒浸剂常用方剂（共计 26 方）

## ◎ 白驳酊

组成：补骨脂 15 ～ 20g，菟丝子 20g，细辛 3 ～ 5g，75% 酒精 200ml。

功能：滋补肝肾，调和气血。

主治：白癜风。

用法：外涂患处。

制法：将诸药碾碎后，置于酒精内，浸泡 7 日，过滤去渣，备用。

来源：张作舟经验方。

## ◎ 生发酊

组成：当归 10g，川芎 10g，细辛 5g，桂枝 10g，丹参 20g，75% 酒精 500ml。

功能：养血活血，祛风通络。

主治：斑秃、脂溢性脱发。

用法：外涂患处。

制法：将诸药碾碎后，置于酒精内，浸泡 7 日，过滤去渣，备用。

来源：张作舟经验方。

## ◎ 百部酒

组成：百部 180g，75% 酒精 370ml。

功能：解毒杀虫，疏风止痒。

主治：荨麻疹、神经性皮炎，以及阴虱等瘙痒性皮肤病。

用法：外涂患处。

制法：将百部碾碎，置于酒精内，浸泡7天，过滤去渣，备用。

来源：《赵炳南临床经验集》。

## ◎ 补骨脂酊

组成：补骨脂180g，75%酒精（或白酒）400ml。

功能；调和气血。

主治：白癜风、扁平疣等。

用法：涂搽患处，1天3~5次，并摩擦5~15分钟。

制法：补骨脂浸泡在酒精中，7天后，滤汁备用。

来源：《赵炳南临床经验集》。

备注：损害在颜面部、皮肤黏膜交界处，禁用或慎用。

## ◎ 红花酒

组成：藏红花15g，50%酒精75ml。

功能：活血通络。

主治：扭伤血肿、大面积灼伤、瘢痕。

用法：外搽，或者用纱布蘸药敷于患处。

制法：浸泡1周，过滤取汁。

来源：《赵炳南临床经验集》。

## ◎ 苦参酒

组成：苦参310g，百部90g，野菊花90g，凤眼草90g，樟脑175g。

功能：灭菌，止痒。

主治：脂溢性皮炎、皮肤瘙痒症、单纯糠疹、玫瑰糠疹等。

用法：外涂患处。

制法：将前4味药放入大口瓶中，加入75%酒精5 000ml，浸泡7天后，去渣，加入樟脑，待其溶化后备用。

来源：《朱仁康临床经验集》。

## ◎ 羊蹄根酒

组成：羊蹄根（土大黄）、土槿皮各180g，制川乌、槟榔、海桐皮、白鲜皮、苦参各30g，蛇床子、千金子、地肤子、番木鳖、蝉蜕、大枫子各15g，蜈蚣末9g，白信、斑蝥各6g（布包）。

功能：杀虫，止痒。

主治：圆癣、阴癣、摄领疮等。

用法：用毛笔刷蘸药水，外搽。

制法：将上药浸泡在2 500ml的高粱酒中，密封半月至1个月后，滤去药渣，备用。

来源：《朱仁康临床经验集》。

## ◎ 土槿皮酊（1）

组成：土槿皮200g，75%酒精加至1 000ml。

功能：抗真菌。

主治：用于真菌所致的各种皮肤病。

制法：取土槿皮粗粉，加75%酒精1 000ml，浸渍1周后，过滤，再用75%酒精冲药渣，至浸液到1 000ml全量。

来源：《精选皮肤科外用制剂手册》。

## ◎ 土槿皮酊（2）

组成：土槿皮10g，细辛5g，50%酒精（或白酒）85ml。

功能：杀虫，止痒。

主治：花斑癣、足癣。

用法：外用。

制法：浸泡 5 ~ 7 天后，去渣，取药汁，备用。

来源：经验方。

## ◎ 复方土槿皮酊

组成：水杨酸 60g，苯甲酸 120g，土槿皮酊 400ml。

制法：取水杨酸、苯甲酸、土槿皮酊混匀溶解后，再用 75%
酒精加至 1 000ml。

来源：《皮肤科外用制剂选编》。

## ◎ 癣酒

组成：白槿皮、南星、槟榔各 30g，樟脑、生木鳖各 15g，斑
蝥 30 个，蟾酥 9g。

功能：杀虫，止痒。

主治：神经性皮炎、圆癣等。

用法：外涂患处，每日 1 ~ 2 次。

制法：上药加入烧酒（或 75% 酒精）1 500ml 中，浸泡 7 日，
滤净存液，备用。

来源：《外科证治全生集》。

## ◎ 氯霉素水杨酸醇溶液（氯柳酊）

组成：氯霉素 1g，水杨酸 2g，75% 酒精适量，全量为 100ml。

功能：止痒，杀菌，消炎。

主治：干性皮脂溢出症、酒渣鼻、痤疮。

用法：干性皮脂溢出症，呈慢性皮炎改变时，每日 2 次外搽；
酒渣鼻每日 1 ~ 2 次外搽，如患者出现发红等刺激症
状，每日外搽 1 次即可。

制法：取氯霉素、水杨酸，加部分 75% 酒精搅拌溶解，再加
75% 酒精至全量，搅匀，即得。

来源：《皮肤科外用制剂手册》。

◎ 白屑风酊

组成：蛇床子 40g，苦参 40g，土槿皮 20g，薄荷脑 10g。

功能：清热，散风，止痒。

主治：干性脂溢性皮炎等。

用法：搽患处，每日 3 ~ 5 次；有腐烂者，禁用。

制法：将蛇床子、苦参、土槿皮共研粗末，先用 75% 酒精 80ml 浸透，放置 6 小时，然后再加入 75% 酒精 920ml，依照渗滤分次加入法，取得酊剂约 1 000ml（不足之数，可加入 75% 酒精补足），最后加入薄荷脑，即成。

来源：《中医外科临床手册》。

◎ 斑蝥酒

组成：斑蝥 10 个，75% 酒精 200ml。

功能：发疱，杀虫，止痒。

主治：恶癣、慢性湿疹、局限性神经性皮炎等。

用法：先搽小片，无不良反应再涂。

制法：先将斑蝥放在 75% 二甲基亚砜溶液 200ml 内，浸泡 24 小时，然后将酒精兑入，春夏浸 3 ~ 5 天，秋冬浸 7 ~ 10 天，滤过，备用。

来源：经验方。

◎ 25% 菟丝子酊

组成：菟丝子 25g，50% 酒精 75ml。

功能：补元，增色。

主治：白癜风。

用法：外涂患处。

制法：将菟丝子打碎，用 50% 酒精浸泡 1 周。

来源：经验方。

## ◎ 软疣酊

组成：红花、干姜、生半夏各 30g，骨碎补 40g，吴茱萸 15g，
　　　樟脑 10g，75% 酒精 1 000ml。

功能：解毒，祛疣。

主治：传染性软疣。

用法：用药液涂搽疣体，1 日多次；涂搽后，疣体发红、渐
　　　退；较大者，可用镊子拔除。

制法：酒精浸泡上药 1 周后，滤渣，即可。

来源：《云南中医杂志》。

## ◎ 101 毛发再生精

组成：人参、黄花、当归、川芎、干姜、桃仁、红花、丹参、
　　　酒精等。

功能：活血，生发。

主治：斑秃。

用法：每日 2～3 次搽患处，15 天为 1 个疗程，连用 4～6 个
　　　疗程。

制法：按浸渍法配制。

来源：《中医杂志》。

## ◎ 复方斑蝥酊

组成：斑蝥 2g，半枝莲、甘草各 10g，三棱、红花各 15g，重
　　　楼 20g。

功能：祛毒，脱屑。

主治：银屑病。

用法：将本品直接搽于患处，每日 2 次。

制法：上药加 50% 酒精适量，配成 100ml，浸泡 1 个月，过滤，取滤液，装瓶备用。

来源：《中药通报》。

备注：不要将药液涂在正常皮肤上。

## ◎ 薄苦樟酊

组成：薄荷、苦参各 30g，樟脑粉 10g。

功能：解毒，止痒。

主治：丘疹性荨麻疹。

用法：蘸药搽患处。

制法：将上药加入 60% 酒精 600ml 中，浸泡 1 周，过滤成 500ml，加樟脑粉 10g 即成。

来源：《四川中医》。

## ◎ 鸦胆子百部浸剂

组成：鸦胆子仁 15g（打碎），生百部 60g（切碎），60 度白酒（亦可用 60% 酒精代替）、食醋各 500ml。

功能：解毒，灭癣。

主治：手足癣。

用法：将手插入瓶中，每次泡 30～60 分钟，每日 2 次。足癣患者，可将药液装入双层食品袋中，患足放于药液内，用线扎住上口，所泡时间同手癣，约 12 天药液用完。

制法：将药酒醋装入广口瓶内，密封在 15～30℃室温下，浸泡备用，泡 7～10 天。

来源：《中医药信息》。

备注：浸泡时，先除去液面之油滴，以免鸦胆子油引起接触性皮炎。

## ◎ 油风搽剂

组成：斑蝥、狼毒、川乌、草乌、麻黄、百部各 10g，当归、红花、丁香各 10g，白鲜皮、黄柏、吴茱萸各 15g。

功能：活血，生发。

主治：斑秃。

用法：每日涂搽患处 2 次。

制法：前 6 味药浸泡于 1 000ml 95% 酒精中，10 日取澄清液；后 6 味药加水，文火煎至 500ml，滤过，静置 1～2 小时后，将两药液混合摇匀，备用。

来源：《湖南中医杂志》。

备注：用药后，局部红痒，属正常现象。斑秃患者，应忌辛辣及精神刺激。

## ◎ 复方甘油搽剂

组成：甘油、百部酊各 20ml，75% 酒精 100ml。

功能：杀虫祛风，润肤止痒。

主治：神经性皮炎。

用法：外搽。

制法：甘油、百部酊各 20ml，加 75% 酒精至 100ml。

来源：《湖南中医杂志》。

## ◎ 普癣水

组成：生地榆 50g，苦楝子 50g，土槿皮 95g，斑蝥 1.5g（布包）。

功能：杀虫，止痒。

主治：圆癣、紫白癜风。

用法：外涂患处。

制法：将前 3 味药打成粗末，连同斑蝥一起装入大口瓶中，加入 75% 酒精至 1 000ml，密封浸泡 14 天，去渣，备用。

来源：《朱仁康临床经验集》。

### ◎ 止痒酒

组成：薄荷 5g，樟脑 5g，冰片 5g，白酒（或 75% 酒精）85ml。

功能：清凉解癣。

主治：桑毛虫皮炎、夏季皮炎等。

用法：外涂患处，每日 3 次。

制法：浸泡溶化后，即得。

来源：经验方。

### ◎ 土槿皮百部酊

组成：土槿皮 10g，百部 10g，乌梅 10g，樟脑 3g，冰片 1g，
75% 酒精加至 200ml。

功能：杀虫，止痒。

主治：鹅掌疮、脚湿气、灰指甲等。

用法：外搽，每日 2～3 次。

制法：浸泡 7 天后，过滤留液，备用。

来源：蚌埠市第三人民医院方。

### ◎ 生发酒

组成：斑蝥 2 个，百部酒 100ml。

功能：杀虫，止痒，生发。

主治：斑秃、脂溢性脱发、神经性皮炎等。

用法：直接外搽。

制法：将斑蝥直接浸入百部酒内，浸泡 10 昼夜，滤过，备用。

来源：《简明中医皮肤病学》。

备注：勿入眼内。

第六章

# 软膏

## 一、概说

软膏，是皮外科应用最为广泛的一种外用药剂型；一般是将10%～20%的药粉调入油脂类基质当中，混合均匀而制成。《黄帝内经》即有"豕膏"外用于皮肤的记载。豕膏，指的就是猪油。猪油很可能是最早的软膏基质。查阅历代医学文献，不难发现，使用最多的软膏基质，是植物油加蜂蜡；这种软膏基质，是将植物油熔化、加温后，加入一定比例的蜂蜡，制成半固体状态的软膏剂型。除猪油以外，还有用牛、鸡等动物脂肪制成的软膏；亦有用植物油加入樟丹、松香等熬炼而成的软膏。此外，还有水溶性软膏，即直接用水煎熬药物所制成的软膏，或者用蜂蜜、米醋等制成。

19世纪，在美国宾夕法尼亚州的一处油田，钻井工人们发现，在开采石油的大型钻头上，总附着一种像蜡一样的物质，每当工人们的皮肤被划破，或者烧伤时，将这种物质涂抹在伤口上，可使疼痛减轻，刀伤、烧伤逐渐好转。这种物质引起了一个叫罗伯特·切森堡（Robert Chesebrough）的药剂师兼化学家的好奇，他花了整整11年时间，从石油残渣中成功提炼并加以净化，制成了一种不会腐败变质的糊状油膏，将其取名为"凡士林"。凡士林出现后，因其软硬适中，不易变质，逐渐取代原有的基质，在制作软膏剂型时，成为最主要的软膏基质。

软膏一定要具有黏稠性，才能够用于皮肤上。将软膏涂抹在皮损上，身体的温度会令其逐渐软化，软膏中所含药物的有效成分被缓缓释放出来，药物的疗效逐渐显现。软膏基质中所加入的不溶性中药粉剂，不要超过基质的15%；药粉如果超过基质的30%～50%，则被称为"糊剂"或"泥膏"。软膏中的药物，能够被皮肤吸收，进入人体内，所以一些含有汞剂、西药类固醇激素的软膏，不适宜全身涂布，只能用于局部。

现代医学研究发现，在软膏中加入助渗剂，可以达到经皮给药之目的，由此制成了许多新的剂型。

软膏基质对药物在体内的吸收，能产生很大影响，因此，基质的选择十分关键。临床上对软膏的要求很高，因为涂抹在身上的软膏，不仅仅对身体的局部产生影响，而且基质的质量，直接影响治疗的效果。就目前来讲，还没有找到一种十分理想的软膏基质，临床上往往需要根据患者的病情，在不同的基质中作出尽可能恰当的选择。

**1. 软膏的理想要求**

（1）软膏剂型，必须膏体均匀、细腻，涂布在皮肤上，无粗糙感。

（2）软膏基质应有一定黏稠性，容易涂擦在皮损上，且不易融化。

（3）软膏的膏体，应该性质稳定，无腐败变质现象，能保持药物的固有疗效。

（4）将软膏用于皮损及疮面上，无不良刺激；制作软膏时，应采用无菌操作；还要注意防止包装时的二次污染。

（5）软膏长期使用，不可致敏，亦不应有其他副作用。

**2. 软膏基质的分类**　目前，皮外科常用的软膏基质有三大类——油脂类基质、乳剂、水溶性基质。

# 二、油脂类软膏

## （一）油脂类基质的分类

根据油脂类基质的性质，又可将其分为4类。

**1. 动物脂肪**　常用的动物油基质有豕脂（猪油）、牛油、鸡油等。

**2. 植物油** 常用的植物油基质有花生油、芝麻油，以及各种食用植物油等。

**3. 类脂基质** 常用的类脂基质有羊毛脂、蜂蜡等。

**4. 烃类基质** 常用的烃类基质有液体石蜡、凡士林等。

### （二）油脂类软膏的特点

**1. 渗透性强** 油脂类基质具有较强的渗透性，适用于皮肤深层皮损，可促进浸润炎症的吸收，使其局限化。

**2. 能滋润皮肤** 油脂类软膏涂抹在皮肤上，由于其本身油性较大，能起到润泽皮肤、防止皮肤干燥之作用，可用于皲裂性皮肤病的治疗。

**3. 保护肉芽组织** 将油脂类软膏涂布在溃疡疮面上，能保护肉芽组织，具有促进肉芽生长之功效，有助于上皮组织的修复。

**4. 软化角质层** 将油脂类软膏涂敷在皮损表面，能将皮肤封闭起来，可减少水分的蒸发，保持局部皮肤的温度；并能软化、松解表皮角质层，有利于药物的渗入；还可防御外界的刺激。

**5. 易于去除鳞屑** 将软膏用于皮损上，能将皮损表面的覆盖物软化，使鳞屑、痂皮更易于除去。

### （三）各种油脂类软膏基质的特点

**1. 动物脂肪** 猪油是在凡士林出现之前，最常使用的油脂类基质，熔点为 36～42℃。猪油有许多优点：渗透性好；有一定乳化作用；可以吸收 15% 左右的水；无刺激性。但是，猪油亦有许多缺点：容易氧化、腐败，不利于保存；易与药物发生化学反应，改变药物的性质，进而对皮肤产生刺激。因此，猪油不适用于医院大量配制软膏，目前已很少使用。

其他的动物脂肪还有牛油、鸡油等。

一般来讲，动物脂肪的熔点都比较高，故应用动物脂肪配制软膏，需要加入适量的植物油，以调整其硬度；为了防止腐败、氧化，要加入 2% 的苯甲酸作为防腐剂。

**2. 植物油** 植物油是不饱和脂肪酸甘油酯。常用的植物油有花生油、菜籽油、芝麻油（香油）等。植物油的优点：性质缓和；无刺激性。植物油的缺点同动物油一样，也是易于氧化、腐败。此外，植物油有疏水性，穿透皮肤的能力不如动物脂肪。

植物油常作为油调剂使用（详见油剂部分）。采用植物油制成软膏基质，需加入固体脂肪，如蜂蜡、石蜡等；药典将此称为"单软膏"。

**3. 类脂类基质** 类脂类基质的性质与油脂类相似，熔点为36～42℃。常用的类脂类基质有羊毛脂、蜂蜡等。

羊毛脂又可分为含水羊毛脂、无水羊毛脂两种。含水羊毛脂，含水30%，能促进皮肤黏膜对药物的吸收，具有吸水性及附着力，且不易酸败。无水羊毛脂有较强的吸水性，能吸收其本身重量约1.5～2倍的水分，有较强的附着力；其性质接近皮脂，有利于药物透入皮肤。

蜂蜡，又称"黄蜡"，主要成分是高级醇及脂肪醇，熔点为62～67℃。蜂蜡的吸水性较弱，经皂化后的生成物，亲水性较强，可吸收少量水分，制成亲水性油包水的乳剂。蜂蜡本身为固体形态，不能单独作为软膏基质，需要随季节的变化，调整用量，与植物油混合、熔化后，制成基质。

**4. 烃类基质** 所谓烃类，指的是将石油分馏后，所得到的各种烃的混合物。在常温下，烃类有3种形式——固体的石蜡、液体的石蜡油、半固体的凡士林。

（1）烃类基质的优点

1）性质稳定，不易分解、腐败，与多种药物配伍后，不易发生化学反应。

2）一般的外界温度，不会影响到烃类基质的性质。

3）一般来讲，烃类基质对皮肤黏膜不会产生刺激。

（2）烃类基质的缺点

1）烃类基质渗透皮肤的能力较差，因而会影响到药物的释放。

2）烃类基质的油腻性较大，涂抹在皮肤上，犹如包裹了一层塑料薄膜，会影响到皮肤的散热功能。

3）烃类油脂不易被皮肤吸收，将其涂布在皮肤上，有油腻感，且易油污衣物。

由于烃类基质具有以上特性，所以，烃类基质只适用于配制对表皮起作用的软膏，如治疗手癣的复方苯甲酸软膏；或者将其做成有保护作用的软膏，以对肉芽组织的疮面实施保护，如凡士林纱条。

在烃类基质中，最常使用的是凡士林。凡士林也称"软石蜡"，熔点是 38～60℃。凡士林除了具备烃类的上述优点外，还有适宜的黏稠性和涂展性，可润泽皮肤，防止皮肤干燥，还可软化表面鳞屑痂皮，促进上皮组织的修复。但是，在皮肤上涂敷凡士林之后，会阻碍炎症热的发散，以及汗液的蒸发，同时，凡士林的吸水性较差，在皮肤急性炎症的早期，以及有渗液的时候，不宜使用。若在凡士林中加入 5%～10% 的羊毛脂，可增加其吸水性和渗透性。临床上通常使用的凡士林呈黄色，或深黄色，被称为"黄凡士林"；经过加工漂白后的凡士林，呈白色，被称为"白凡士林"。

烃类软膏基质除凡士林外，还有固体石蜡和液体石蜡，性质与凡士林相似。由于用石蜡配制软膏基质的程序比较烦琐，还要根据需求调整石蜡的硬度，现在已较少应用。但是，液体石蜡可以溶解冰片、樟脑等药物，在配制治疗真菌病的软膏时，可先将此类药物用液体石蜡研磨、溶解，然后再调配到软膏基质内。

## （四）油脂类软膏常用方剂（共计 23 方）

### ◎ 普榆膏

组成：黄柏 30g，黄芩 30g，地榆 10g，凡士林 240g。

功能：除湿止痒，软化浸润。

主治：湿疹、带状疱疹、神经性皮炎、1 度烧烫伤。

用法：外涂患处。

制法：将黄柏、黄芩、地榆，共研细末，加入凡士林，调成膏。

来源：《赵炳南临床经验集》。

### ◎ 紫草软膏

组成：紫草 15g，丹参 15g，凡士林 70g，蜂蜡 15g，羊毛脂 15g。

功能：润肤止痒，活血生肌。

主治：皮肤枯燥皲裂、溃疡疮面。

用法：薄涂于皮损，或者制成药膏、纱条，外敷疮面。

制法：先将凡士林入锅内，加热，再加入紫草、丹参，炸至枯黄后，过滤，然后，加入蜂蜡、羊毛脂，溶化，调匀成膏。

来源：经验方。

### ◎ 红升软膏

组成：紫草软膏 85 ～ 90g，红升丹 10 ～ 15g。

功能：薄肤，去屑，止痒，化腐生肌。

主治：肥厚鳞屑性皮损，如银屑病、神经性皮炎，以及溃疡腐肉未脱者。

用法：薄涂于皮损上；或摊于纱布上；或制成软膏、纱条，外敷于溃疡面。

制法：将紫草软膏加温至 40℃ 左右，把红升丹研成细末（100
目），逐渐加入软膏内，调匀，配成 10% 或 15% 的
软膏。

来源：经验方。

备注：对汞过敏者，禁用；长期广泛皮损，慎用。

## ◎ 普连膏

组成：黄柏 30g，黄芩 30g，凡士林 240g。

功能：清热除湿，消肿止痛。

主治：无渗出的急性、亚急性湿疹，单纯疱疹、红皮症、脓
疱疮。

用法：外涂患处。

制法：将黄柏、黄芩研成细末，加入凡士林，调成软膏。

来源：《赵炳南临床经验集》。

## ◎ 四黄膏

组成：黄连 30g，黄芩 30g，土大黄 30g，黄柏 30g，芙蓉叶
30g，泽兰叶 30g。

功能：清热解毒，消肿止痛。

主治：各种肿毒。

用法：用纱布块涂药 1 层，贴于肿块上，并用胶布固定。

制法：将上药共研细末，另用麻油 500ml 入锅，加温，加入黄
蜡 125g 熔化，离火，再加入上述药末，调和成膏。

来源：《朱仁康临床经验集》。

## ◎ 湿毒膏

组成：青黛 150g，黄柏末 310g，煅石膏末 310g，炉甘石末
180g，五倍子末 90g，用凡士林调成 30% 油膏。

功能：收湿，止痒。

主治：慢性湿疹、皲裂性湿疹。

用法：涂敷皮损上，每日 1～2 次。

制法：先将青黛和黄柏研成细末后，加入另 3 种药，研和，再加入凡士林，调成细膏。

来源：《朱仁康临床经验集》。


◎ 五石膏

组成：青黛 9g，黄柏末 9g，枯矾 9g，蛤粉 60g，炉甘石 60g，煅石膏 90g，滑石 12g，凡士林 370g，麻油 250ml。

功能：收湿，止痒。

主治：湿疹，渗水不多时使用。

用法：薄涂于皮损处。

制法：将以上 7 种药，共研细末，加入凡士林、麻油，调和成膏。

来源：《朱仁康临床经验集》。


◎ 玉黄膏

组成：当归 30g，白芷 9g，姜黄 90g，甘草 30g，轻粉 6g，冰片 6g，蜂白蜡 90～125g，麻油 500ml。

功能：润肤，止痒。

主治：皮肤皲裂、银屑病。

用法：薄涂于皮损上。

制法：先将前 4 种药浸泡于麻油内 3 天，然后用火熬至枯黄，离火，去渣，加入轻粉、冰片（预先研末），最后，加蜂白蜡熔化（夏季加 125g，冬季加 90g），调搅成膏。

来源：《朱仁康临床经验集》。

## ◎ 新五玉膏

组成：祛湿粉 1 560g，硫黄末 150g，五倍子末 150g，铅粉 150g，玉黄膏 2 200 ~ 2 500g。

功能：润肌，止痒。

主治：神经性皮炎、脂溢性皮炎。

用法：薄涂于皮损上。

制法：将上药混合在一起，调和成膏。嫌干时，可加入香油少许。

来源：《朱仁康临床经验集》。

## ◎ 湿疹膏

组成：青黛 60g，黄柏末 60g，氧化锌 620g，煅石膏末 620g，麻油 620g，凡士林 930g。

功能：收湿，止痒。

主治：婴儿湿疹，或亚急性湿疹渗水不多者。

用法：薄涂于皮损上。

制法：将青黛入钵内研细后，加入黄柏末研和，再加氧化锌研和，并将煅石膏研极细末，最后加入凡士林、麻油，调和成膏。

来源：《朱仁康临床经验集》。

## ◎ 苦参膏

组成：苦参面 60g，祛湿药膏（或凡士林）240g。

功能：祛湿，杀虫，止痒。

主治：湿疹、过敏性皮炎。

用法：外涂。

制法：用祛湿药膏，或凡士林，调成 5% 软膏。

来源：《赵炳南临床经验集》。

## ◎ 甘乳膏

组成：乳香、炉甘石（水飞）、龙骨、石脂、海螵蛸各6g，凡士林120g。

功能；收干，生肌。

主治：湿热型湿疹等。

用法：涂在纱布上，贴敷。

制法：以上5味药研面过100目，加入凡士林内，调匀。

来源：《赵炳南临床经验集》。

## ◎ 五倍子膏

组成：五倍子310g，黄柏90g，轻粉60g。

功能：薄肤，止痒。

主治：慢性阴囊湿疹、神经性皮炎。

用法：外涂，每日1~2次。

制法：先将轻粉研细至不见星为度，然后与五倍子末、黄柏末研和。另用凡士林280g、麻油180ml基础剂（冬多夏少）调入药末，成为软硬适度的油膏。

来源：《朱仁康临床经验集》。

## ◎ 红粉膏

组成：红粉1.5g，黑豆油软膏7.5g，凡士林60g。

功能：祛瘀，除毒。

主治：残留小片银屑病。

用法：薄薄涂搽；每日1~3次。

制法：凡士林溶化后，离火，将红粉慢慢筛入，搅匀，再加入黑豆油软膏，调匀即成。

来源：《赵炳南临床经验集》改进方。

备注：对汞过敏者，忌用；血热型银屑病患者，慎用。

## ◎ 黄连膏

组成：黄连 10g，归尾 15g，生地黄 30g，黄柏 10g，姜黄 10g，麻油 360g，黄蜡 120g。

功能：清热解毒，润肤生肌。

主治：一切浅表溃疡、鼻窍生疮、干燥疼痛。

用法：薄涂敷料上，外贴伤口，1 天 1 换。

制法：黄柏、姜黄、生地黄、归尾放在麻油中，熬至焦枯；去净渣，微炼，加入黄蜡和黄连粉，搅匀成软膏备用。

来源：《医宗金鉴》。

## ◎ 黑油膏

组成：煅石膏、枯矾、轻粉、煅龙骨各 30g，五倍子、寒水石各 60g，蛤粉、冰片各 6g，薄荷脑 45g。

功能：散风，止痒。

主治：皮肤瘙痒症、神经性皮炎、皮肤淀粉样变性。

用法：薄薄而稍用力，涂搽局部损害，1 天 3 ~ 5 次。

制法：用凡士林按 25% 的浓度和匀，调成单膏，瓶贮勿泄气。

来源：武汉市中医医院经验方。

## ◎ 地榆二苍糊膏

组成：黄柏、苍术、苍耳子各 18g，地榆 36g，薄荷脑 3g，冰片、轻粉各 1.5g。

功能：除湿散风，杀虫止痒。

主治：神经性皮炎、银屑病。

用法：外搽。

制法：将上药研细末，用凡士林按 30% 浓度，调成软膏。

来源：《中医皮肤科诊疗学》。

## ◎ 疯油膏

组成：轻粉、东丹（广丹）、飞朱砂。

功能：杀虫，润肤。

主治：鹅掌风、皲裂等。

用法：外搽。

制法：将上药研成细末，用麻油按 10∶1 比例，煎微滚，入
黄蜡适量，再煎，出黄沫为度，离火，最后将药粉渐渐
投入，调匀成膏。

来源：《中医外科临床手册》。

## ◎ 冻疮膏

组成：苍耳子、威灵仙各 10g，樟脑 5g，凡士林 85g。

功能：温经散寒，活血通络。

主治：一期、二期冻疮。

用法：外擦。

制法：先将凡士林熔化，药浸 3～5 天，小火熬枯，去渣，离
火，兑入樟脑，边搅拌边冷却成膏。

来源；经验方。

## ◎ 紫连膏

组成：紫草 30g，黄连 15g，麻油 1 000ml。

功能：清热解毒，安抚退斑。

主治：急性银屑病、尿布皮炎、擦烂红斑、1～2 度烫伤等。

用法：涂擦患处，1 天 3～5 次。

制法：将紫草放入麻油中，小火熬枯，去渣，再加入黄连末，
黄蜡适量，熔化即成。

来源：经验方。

◎ 地虎糊

组成：生地榆、虎杖各等份。

功能：清热，活血，止痒。

主治：湿疹。

用法：外涂，每天 1 次。

制法：将上药研成极细粉末，用凡士林按 25% 浓度调成。

来源：经验方。

◎ 清凉膏

组成：当归 30g，紫草 6g，大黄面 4.5g，黄蜡 120g，香油 480ml。

功能：清热解毒，凉血止痛。

主治：急性或亚急性皮肤病，如湿疹、皮炎、多形红斑、剥脱性皮炎等，亦可用作软膏的基质。

用法：外敷患处。

制法：先将当归、紫草浸油内 2～3 天，然后放火上炸至枯黄后，去渣，滤过，待油至温后，加入大黄面及黄蜡，搅匀成膏。

来源：《简明中医皮肤病学》。

备注：阴疮、阴疽，慎用。

◎ 香蜡膏

组成：蜂蜡 20g，香油 80ml。

功能：润肤生肌，保护创面。

主治：剥脱性皮炎、急性皮炎等无渗出者。

用法：直接涂敷患处，亦可制成油纱条外用，或者用作软膏基质。

制法：香油微火加热，再入蜂蜡熔化，冷凝成膏。

来源：《简明中医皮肤病学》。

备注：夏天，蜂蜡与香油的比例，可调整为 1∶3。

# 三、乳剂

所谓乳剂，是指将两种不相溶的物质（油相和水相），在乳化剂的作用下，制成不分离的半固体基质。由于乳剂的分散度较大，使药物的吸收速度加快，又没有刺激性，所以，乳剂在皮肤科临床的应用具有越来越大的优势，并逐渐成为日常生活护肤品的重要剂型。中医皮肤科外用药物，在引进乳剂剂型之后，受到广泛欢迎。乳剂已经成为传统外用药的改进方向。

## （一）乳剂形成的原理及其分类

**1. 乳剂形成的原理** 乳剂的形成，利用了乳化剂的化学结构。乳化剂长分子链的一端为亲水基团，与乳化剂中的水分子相结合；另一端为亲油基团，与乳化剂中的油分子相连。亲水基团为连续相的，被称为"水包油乳剂"；亲油基团为连续相的，被称为"油包水乳剂"。两类乳剂，用肉眼是无法鉴别的，可以利用连续相物质将乳剂稀释，来加以区分，即：水包油型乳剂易掺水，油包水型乳剂易掺油。

**2. 乳剂的分类**

（1）水包油型：水包油型乳剂，用"油／水"或"O/W"表示，又称"霜剂"，旧时称"雪花膏"，属于亲水性基质，即：油为分散相，水为连续相，也就是说，水包在油层之外，油分散于水之中。

水包油型基质的特点是：

第一，无油腻感，易被水洗掉。

第二，涂擦在皮肤上，其中的水分蒸发后，可促进皮肤炎症热的散发，从而使炎症减轻，发挥镇静、止痒的作用。

第三，水溶性药物在水包油基质中，比在油脂类基质中更容易透入皮肤，释放药物，以更好地发挥疗效。

第四，为延缓水分的蒸发，在配制水包油型霜剂时，可加入 5%～10% 的甘油或丙二醇，作为保湿剂，这样既能减少水分的蒸发，又可促进角质蛋白水化，有利于药物透入皮肤，稳定剂型。

第五，水包油型乳剂，可以用水任意稀释，适用于油脂性皮肤病，如痤疮、脂溢性皮炎等。

（2）油包水型：油包水型乳剂，用"水 / 油"或"W/O"表示，在化妆品中，将其称为"冷霜"或"脂"。此型乳剂，水为分散相，油为连续相，即：油包于水分子之外，水分子分散在油中。油包水型乳剂，外观呈半透明蜡状，可与多种油溶性药物配伍，性质稳定，不能用水稀释。

### （二）乳剂的功能及其特点

#### 1. 乳剂的优点

（1）乳剂性质稳定，因其中含有较大量的水分，涂抹在皮肤上，水分蒸发时，有一定的散热作用，并有止痒、消炎之功效。

（2）乳剂的分散度较大，透入皮肤的能力较强，可提高药物的疗效，减少配制药物的剂量。同油脂基质的软膏相比，乳剂可以减少 1/10～1/5 的药物用量。

（3）由于乳剂既含有水相，又包含油相，所以，乳剂无论是与油溶性药物配伍，还是和水溶性药物配伍，均有很好的疗效。

（4）乳剂洁白、细腻，外用于颜面及皮肤，有舒适感，而且很容易被擦洗掉，不会油污衣物，又有很好的润泽皮肤的作用。乳剂已经成为皮肤化妆品的良好基质。

#### 2. 乳剂的缺点　乳剂除了具备上述功能和特点外，亦还有一些不足，表现在：

（1）乳剂对渗出分泌物，以及结痂皮损的吸收能力，与糊剂相比，要差一些。

（2）乳剂储存日久，其中的水分易于蒸发。水包油型的基质，容易腐败、发霉。

（3）有些药物，如硼酸、水杨酸等，会对乳剂基质的稳定性造成破坏，因此这些药物不宜配入乳剂基质中。强酸、强碱，以及具有吸水性的药物，如枯矾等，会影响乳剂的稳定性，故配制乳剂时，亦不宜使用。

### （三）乳剂的适应证

油包水和水包油两型的乳剂基质，所配制的药物基本相同。对于急性炎症性皮肤病，如急性湿疹，以及潮红、脱屑而无渗出的皮损，水包油型基质更为适宜；而对于慢性湿疹、皮炎等中度浸润肥厚型皮损，以及老年皮肤瘙痒症等，油包水型基质更适用。由于在油包水型乳剂中，所含的油脂较多，在冬季，以及干燥皮肤者，更为适宜。但是，糜烂渗出性皮损，不适宜使用油包水型乳剂。

### （四）乳剂基质配方举例

**1. 水包油型基质配方（6例）**

**配方1：**

油相：硬脂酸50g，凡士林50g，羊毛脂50g，十六（八）醇50g，单硬脂酸甘油酯30g。

水相：十二烷基硫酸钠10g，甘油50ml，尼泊金乙酯1.0g，水710ml。

**配方2：**

油相：硬脂酸50g，凡士林50g，十六醇50g，单硬脂酸甘油酯30g，尼泊金乙酯1.0g。

水相：十二烷基硫酸钠10g，甘油50ml，蒸馏水加至1 000ml。

**配方3：**

油相：硬脂酸100g，羊毛脂45g，丙二醇150g。

水相：十二烷基硫酸钠5g，三乙醇胺7g，蒸馏水加至1 000ml。

**配方 4:**

油相：十六醇 150g，凡士林 400g，尼泊金乙酯 1.0g。

水相：十二烷基硫酸钠 10g，甘油 50ml，蒸馏水加至 1 000ml。

**配方 5:**

油相：单硬脂酸甘油酯 200g，硬脂酸 100g，液体石蜡 50ml，
　　　尼泊金乙酯 1.0g。

水相：十二烷基硫酸钠 5g，甘油 50ml，三乙醇胺 10ml，蒸馏
　　　水加至 1 000ml。

**配方 6:**

油相：单硬脂酸甘油酯 70g，白凡士林 100g，尼泊金乙酯
　　　1.0g。

水相：十二烷基硫酸钠 10g，甘油 50ml，蒸馏水加至 1 000ml。

**2. 油包水型基质配方举例（2 例）**

**配方 1:**

油相：液体石蜡 625ml，蜂蜡 125g，十八（六）醇 50g，羊毛
　　　脂 50g。

水相：硼砂 10g，蒸馏水加至 1 000ml。

**配方 2:**

油相：液体石蜡 625ml，白蜂蜡 125g，羊毛脂 80g，十六醇
　　　150g，白凡士林 100g，司盘（80）10g。

水相：硼砂 10g，蒸馏水加至 1 000ml。

**（五）乳剂基质的配制方法**

大规模乳剂的配制，需要采取封闭式的生产模式，以避免污
染。这里所要解决的是临床小规模外用药的配制问题，也就是说，
在较为简单的条件下，如何进行外用药的配制。

**1. 配制乳剂的程序（图 15）**

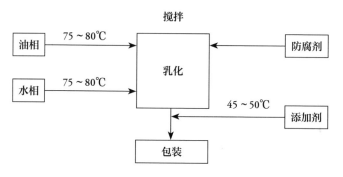

加入程序：
①油包水型　水相 ➝ 油相
②水包油型　油相 ➝ 水相

图 15　配制乳剂的程序示意图

## 2. 配制乳剂的操作过程

（1）按配方量取油相和水相原料，分别装入搪瓷容器内。

（2）采用热溶法，加温，若没有专用设备，可将搪瓷容器置于大蒸锅内。

（3）用玻璃棒或竹板，随时搅拌，待溶化后，用温度计测量两相溶液的温度，达 75～85℃时，将两相容器放在工作台上。

## 3. 配制乳剂的操作方法

（1）如配制水包油型乳剂，要将油相徐徐倒入水相溶液内，边倒入，边搅拌，而且搅拌时，需按照一定的方向。

（2）两相混合时，需随时检测乳剂的温度，如果想加速冷却，可将盛有乳化好的基质容器，放入一冷水盆内，再继续搅拌。

（3）待乳剂温度降至 40～50℃时，徐徐加入药粉（采用研磨法），冷却后，乳剂即制得，装入带盖的容器内，备用。

（4）若用药油，或者药水配制乳剂，需将所用药物提前制好。溶入油质者，可先用热油提取；溶于水的药物，则要先煎成药水。然后将药油，或者药水放入油相或水相中，再按上述方法，配成乳剂。

### 4. 中药乳剂的配制方法

（1）研和法：又称"研磨法"，先将制备好的药面与部分基质，或液体甘油、液体石蜡在乳钵中研磨，研细后，再递加到其余基质内，共同搅拌，研匀即成。本法适宜小剂量乳剂的配制。

（2）溶和法：先将固体药物过筛（80目以上），再分次加入已熔化的基质中，随添加，随搅拌，待温度冷却至40～50℃时，停止搅拌。本法适用于药粉量较大，且易与基质调匀的中药。

（3）提取有效成分研和溶和法：将能溶于水或油的中药（需提前将饮片用水煎或油炸），过滤后，取其药液或药油，作为配制基质的原料；对于固体提取物，可研细后，再按上法配制。

### （六）配制乳剂的注意事项

第一，油脂性基质内，若有杂质，要先将其溶化，待杂质沉淀后，再用3层纱布过滤。

第二，不溶性固体粉末，如中药中的矿物质、植物等，应先将其研成细末，过100目筛，与少许基质混匀，再调入全部基质内；或者将过100目筛的药粉，先与甘油、植物油，或者液体石蜡研磨成糊状，再调入整个基质内。

第三，若处方中含有少量可溶性剧毒药品，或结晶性药物，要先用少量水将其溶解，再用递加法，与羊毛脂，或水溶性基质混合，以防止剧毒药或结晶性药物因混合不均匀而产生副作用。

第四，易挥发性的药物，如冰片、樟脑、薄荷，以及麝香等，应待基质的温度降到30℃左右时，再将它们加入。

第五，水银、碘、水杨酸、鞣酸等，应避免与金属器皿直接接触。

第六，易分解、腐败的软膏，最好在使用时随时配制，或者在这类软膏中加入适量防腐剂。

第七，配制软膏，需要根据季节的不同，随着温度的变化，在基质中加入蜂蜡，或者液体石蜡、植物油等，以使软膏能够调整到适宜的软硬度。

## （七）水包油型乳剂常用方剂（共计 6 方）

### ◎ 止痒润肤霜

组成：紫草 15g，红花 10g，丹参 15g。

功能：活血通络，润肤止痒。

主治：皮肤瘙痒症。

用法：薄涂皮肤，每日 2 次。

制法：按水包油型基质配方 1，凡士林用 60g，先将紫草、红花用凡士林炸焦，用纱布过滤；丹参用蒸馏水煎煮 2 次，过滤，按水包油型乳剂配制方法，制成乳膏。

来源：张作舟经验方。

### ◎ 硫黄霜

组成：水包油型基质 90 ~ 97g，硫黄粉 3 ~ 10g，甘油适量。

功能：杀虫止痒，祛油脂，净鳞屑。

主治：3% 硫黄霜可用于治疗痤疮、脂溢性皮炎；10% 硫黄霜可用于治疗银屑病、疥疮。

用法：薄涂皮损。治疗疥疮时，应薄涂全身，每日 1 次，每 3 天洗浴 1 次，并更换清洗内衣。

制法：硫黄粉过 100 目筛，加入甘油适量，研磨均匀，缓缓加入水包油型基质配方 1 内，搅拌均匀，即得。

来源：经验方。

### ◎ 清热芩柏霜

组成：黄芩 10g，黄柏 10g，苦参 10g，水包油型配方 2 基质 700 ~ 750g。

功能：清热解毒，润肤止痒。

主治：亚急性湿疹、皮炎、玫瑰糠疹等。

用法：薄涂皮损。

制法：将前 3 味药，用水煎 3 次，过滤去渣，浓缩至 700 ~ 750ml，按水包油型基质配方 2，制成霜剂。

来源：张作舟经验方。

## ◎ 湿疹霜

组成：青黛 6g，黄柏 60、氧化锌 62g，煅石膏 60g，五倍子 60g。

功能：收湿，止痒。

主治：婴儿湿疹、亚急性湿疹、过敏性皮炎及渗出不多之皮损。

用法：薄涂皮损，每日 2 次。

制法：以上各药共研细面，过 80 ~ 100 目筛，按水包油方法，制成霜剂，待基质冷却至 50℃ 左右时，将以上粉剂，按照 10% 的比例搅拌，制成霜剂。

来源：《朱仁康临床经验集》改进方。

## ◎ 红香膏

组成：红升丹 3.6g，冰片 3.4g，薄荷脑 3.6g，水包油型基质 70g。

功能：解毒，杀虫。

主治：酒渣鼻、痤疮。

用法：每晚外搽 1 次，搽药前，温水洗净患处。

制法：先将红升丹研细粉，与薄荷脑共研后，加入少量含水基质，研匀；另取冰片，加少量含水基质，研匀。两者混合，逐渐加入剩余的含水基质，研匀即得。

来源：《皮肤科外用制剂手册》。

注：　避光密闭、凉处保存。

◎ **人参霜**

组成：西洋参面 10g，干柿叶 30g。

功能：抗皱润肤，祛斑增白。

用法：薄擦皮肤。

制法：先将柿叶用蒸馏水 800ml 浸泡 4 小时后，煎煮 20 分钟，过滤，按水包油型基质配方 1，将煎液调到 710ml 配制，待膏体温度下降到 50℃时，将人参细面搅拌入膏体内，冷却后，装瓶备用。

来源：张作舟经验方。

备注：现代药理研究证实，人参中含有的皂苷等物质，对皮肤细胞有激活作用，并有抑制脂褐素生成之功效。

## （八）油包水型乳剂常用方剂（共计 1 方）

◎ **止痒润肤脂**

组成：紫草 15g，丹参 15g，苦参 15g，油包水型基质 1 000g。

功能：润燥祛风，活血止痒。

主治：各种肌肤干燥症、冬季皮肤瘙痒症、鱼鳞病等。

用法：薄涂皮损，每日 2 次。

制法：将紫草用液体石蜡炸枯，去渣过滤，然后将丹参、苦参水煎 2 次，过滤，去渣，浓缩至 240ml，按油包水型乳剂配制方法，制成乳剂药膏。

来源：张作舟经验方。

# 四、水溶性软膏

## （一）概说

水溶性软膏，是传统中医外用药的一种，临床上常用于疮疡以及各种皮肤病的治疗。水溶性基质，是由天然或者合成的水溶性高分子物质组成的，能够吸收组织渗出液，具有释放药效快、无刺激性等特点。

水溶性软膏是用水将中药煎煮，再经过滤、浓缩而成；《医宗金鉴》所记载的马齿苋膏、败酱草膏、龙珠膏、水晶膏等，即属于此类。民间亦有采用此法制成的公英膏、蓼花膏等；此外，还有用米醋、蜂蜜配制而成的水溶性软膏，但是，由于配制不便，目前各医院已很少见到。西医古典的水溶性软膏，有用甘油、淀粉制成的，目前，更多采用化学制剂，如聚乙二醇400～4 000、明胶等。

水溶性软膏尽管有其独特的性能和功效，但是亦有一些不足，比如易脱水、不宜保存、不适宜大量配制。目前，水溶性软膏已逐渐被乳剂取代。

### （二）水溶性软膏常用方剂（共计5方）

#### ◎ 加味黑布膏

组成：五倍子、乌梅（煅存性）各500g，金头蜈蚣15条，陈
　　　醋2 500g，蜂蜜180g。

功能：破瘀，软坚。

主治：瘢痕疙瘩、肉样瘤、囊肿性痤疮、蕈样肉芽肿。

用法：在黑色密纹布上，将药膏涂2～3mm厚，贴于患处，
　　　同时外盖同等面积的一块塑料薄膜，封闭，3～5天换
　　　1次。

制法：将陈醋放入砂锅内，在火上熬开30分钟，加入蜂蜜同
　　　煎，至沸，用铁筛把五倍子粉慢慢筛入，边筛边按同一
　　　方向搅拌，筛完后，改用小火熬成膏，离火，再兑入蜈
　　　蚣粉、冰片、乌梅炭粉，搅匀，即成此膏。

质量要求：黑润、光亮。储在瓦罐或玻璃罐内，勿沾铁器。

来源：《赵炳南临床经验集》。

## ◎ 铁箍散膏

组成：生南星、生半夏、生川乌、生草乌、白及、白蔹、白芷、土贝母、薄荷、黄柏、大黄、姜黄、黄芩、猪牙皂、荆芥穗各 30g，蜂蜜 900g。

功能：破瘀消肿，活血软坚。

主治：结节性痒疹、变应性血管炎，以及其他化脓性病变。

用法：外敷患处。

制法：将以上各药研成细末，过 80 目筛，与等量蜂蜜调匀成膏，密封储存，备用。

来源：《赵炳南临床经验集》改进方。

备注：不要将药膏涂在正常皮肤上。

## ◎ 水晶膏（又名点痣膏）

组成：石灰末、浓碱水、糯米。

功能：腐蚀疣赘。

主治：黑痣、鸡眼、寻常疣等。

用法：患处周围用胶布保护好，涂少许药膏在皮损处，外盖胶布，3 ~ 5 天一换。

治法：将上药用碱水浸泡 24 小时，冬季浸泡 36 小时，取米，捣烂成膏。

来源：《医宗金鉴》。

## ◎ 改良水晶膏

组成：糯米 30g，40% 氢氧化钾溶液适量，五倍子面 1g。

功能：腐蚀疣赘。

主治：鸡眼、寻常疣、指疣、胼胝等。

用法：先按皮损大小，在医用胶布上掏个洞，暴露疣体，盖住周边正常皮肤，再将配成的药膏薄敷于疣赘上，表面再覆盖一层胶布，每日 1 次，以疣赘坏死、变黑为度。

来源：源于《医宗金鉴》经张作舟改进方。

◎ 凤仙花膏

组成：凤仙花末（白色者最佳）150g，蜂蜜 150g。

功能：杀虫，止痒。

主治：甲癣。

用法：将药膏敷于病甲上，厚度为 1cm，外用保鲜膜包裹，纱
布包扎。

制法：上药调匀成膏。

来源：《外科证治全生集》。

备注：该药只能外用，切勿入口。

## 五、临床对软膏基质的选择

不同的软膏基质使用在同样的皮损上，会有不同的反应，这是
因为，每一种基质都有其独特的物理性能。有鉴于此，皮肤科医师
在临床使用软膏治疗皮肤病时，除了要了解药物本身的性质和功能
外，还必须选择与皮损相适宜的软膏基质，才能取得良好的治疗效
果。临床上，选择适宜的软膏基质，需要从以下几方面加以考虑。

**1. 根据药物性质选择易于通透的基质** 脂溶性药物，需要选
择脂溶性基质，或者用热油将药物提取；只有基质中的油相，才可
使药物的有效成分充分释放出来。同理，水溶性药物，则必须采用
含水的基质，或者将提取的药水，作为乳剂的水相，才能释放出水
溶性药物的有效成分。

**2. 依据皮损部位的深浅选择基质** 表皮浅层的皮损，不宜采
用通透性强的剂型；采用散剂、水剂、霜剂，即能达到治疗效果。
部位比较深在的浸润性皮损，如苔藓肥厚、结节样损害，则要选择
油包水的乳剂，以及油脂型软膏、硬膏等。

**3. 根据皮肤的性质和皮损的状况选择基质** 干性皮肤，或者皮损以干燥、脱屑、皲裂为主的，如鱼鳞病、干燥性湿疹、皮炎等，要选择油脂类基质，如凡士林、羊毛脂，以及油包水型乳剂。因为油脂类基质，可以使干燥的皮肤柔润，防止皮肤因水分的蒸发而变干，并能将角质层吸收的水分输送到表皮之下。干性皮损，不可以选择水溶性基质，因为水溶性基质不能使皮肤柔润，而且还会因水分的蒸发令皮肤变得更加干燥。

油脂溢出性皮肤病，如脂溢性皮炎、痤疮等，不宜选用油脂性基质，以免基质中的油脂将皮脂腺和汗腺的开口堵塞，令分泌物不易排出，而使炎症更加严重。

糜烂、溃疡，以及水疱型皮损，因皮肤表面的屏障已不存在，皮肤表面形成了水性膜，治疗时，要选用水溶性基质，以使药物易于透入。如果皮损有溃疡、糜烂，但表面清洁，炎症基本消退，为促进上皮的恢复和溃疡的愈合，则选用凡士林基质较为适宜。如果病位较深，需要药物作用于皮肤的深部，则选择渗透性较强的各型乳剂更为合适。

## 六、软膏的使用方法

临床上软膏的使用，需依据症状之不同，采用不同的方法。

**1. 薄擦法** 临床上，由乳剂基质制成的霜剂和脂剂，多采用"薄擦法"。所谓薄擦法，即将药物均匀地、薄薄地涂擦在皮损表面，量要少。对于干性皮肤而言，单纯使用基质，即可达到润泽肌肤之目的。薄擦法适用于皮肤瘙痒症、鱼鳞病等。中药制成的乳剂，以及各种激素类乳膏，多采用此法。

**2. 涂揉法** 涂揉法是先将软膏涂在皮损表面的中心，然后用手指，或者止血钳夹住一小块纱布，轻轻用力研磨，以帮助药物更好地渗透到皮损内的一种外用药的使用方法。涂揉法适用于鳞屑较厚、苔藓样皮损，如银屑病、神经性皮炎等。涂揉药物之后，为了防止药物被衣物蹭掉，可以在皮损的表面，扑撒上少量滑石粉，或者贴覆保鲜膜。

**3. 包封法**　将软膏涂于皮损后，外覆保鲜膜，周边用胶布粘封，或者用绷带包扎；小块肥厚皮损，也可以在涂药后直接外盖胶布，这种外用药的使用方法，叫作"包封法"。对于面积较大的皮损，需每隔 2～3 天换一次药，以使表皮角质软化，让药物更易渗透到皮内，使药效更持久，同时还能达到节省药物之目的。包封法适用于慢性炎症皮损，如银屑病、局限性神经性皮炎、结节性痒疹、扁平苔藓、皲裂性湿疹，以及甲癣等。常用于包封法的药物有红粉软膏、京万红软膏、玉黄膏、黑豆馏油软膏等。

急性炎症，若采用包封法治疗，有可能出现"膏药风"（即"接触性皮炎"），所以，急性炎症忌用此法。含有汞剂的中药，在使用包封法时，应密切观察，以防皮肤出现过敏反应。

**4. 厚敷包封法**　对于角质肥厚较重的皮损，如掌趾角化症、角化过度型足癣、部分毛发红糠疹，以及鸡眼、跖疣等，将药物厚敷于患处，皮损周围厚涂氧化锌软膏，可用胶布保护正常皮肤，然后再包以塑料薄膜，或油纸，以绷带包扎，每日或隔日上药 1 次，这种方法叫作"厚敷包封法"。采用这种方法的常用药膏有乌梅膏，以及浓度在 10% 以上的水杨酸软膏。

# 第七章

# 糊剂

糊剂，也称"泥剂"或"泥膏"，是在油脂性软膏，或者水溶性基质中，加入 25% ~ 50% 的不溶性粉末状药物，混合而成的一种泥状多孔性膏剂。

## 一、糊剂的功用

**1. 保护作用**  糊剂性质柔和，将糊剂涂布在皮损上，能够对疮面起到保护作用。

**2. 散热作用**  糊剂中的粉剂含量超过 25%，用在皮肤上，能形成很多孔隙，不仅不会妨碍皮脂和汗液的排出与蒸发，还能帮助皮肤散发热量，有利于皮肤的正常排泄，使炎症减轻，疾病痊愈。

**3. 吸收作用**  因糊剂中含有较多粉剂，能够吸收皮损的渗液，以及脓性分泌物，并有较好的附着性。

**4. 滋润清洁**  糊剂中含有油脂，能够润泽皮肤，对皮损起到软化作用；糊剂还可以祛除皮损表面的鳞屑与痂皮，有清洁皮肤之功效。

## 二、糊剂的适应证

一般来讲，因糊剂中所含粉剂数量较多，作用表浅，通常用于亚急性渗出或分泌物较少的皮损，适用于亚急性皮炎、湿疹等慢性皮肤病；对结痂、轻度渗出等病变，也较为适宜。由于糊剂的黏着性较强，涂于皮肤后，不易除去，且不易溶化，在皮损上能较长时间地发挥作用，故常用于慢性浸润肥厚的皮损，如苔藓样变、银屑病等。在使用糊剂时，若加入等量的羊毛脂，则可增加其渗透性。

若在窦道、瘘管周围涂上氧化锌糊膏，则能起到预防浸渍、糜烂之作用。氧化锌糊膏的组成：氧化锌、滑石粉各 15% ~ 25%，加入凡士林至 100g 制成。

中药常以炉甘石、滑石粉为粉剂，根据需要，还可以在基质中加入角化形成剂，如馏油类药物。这类药物能够促进血管内皮细胞的增生，使管腔变窄，从而减少血液的供应，降低皮肤细胞的氧化过程，使皮肤的角化功能逐渐恢复正常，并可促进真皮炎症浸润的吸收，所以糊剂也适用于银屑病、苔藓样皮肤病。角化形成剂的常用药物有黑豆馏油、糠馏油，浓度为 3% ~ 5% 时，有消炎作用。临床使用时，常根据病情之变化，灵活运用，如加入适量的水杨酸、各种类固醇激素软膏或乳剂，还可起到止痒的作用；若在糊剂中加入地榆、明矾、五倍子等，有收敛之功效；加入鞣酸、硫酸铜、醋酸铅等，能促进组织中蛋白的凝固，使组织细胞间隙缩小，因此能使水肿消退，炎症浆液渗出减少。中药黄柏、苍术、黄连、生地榆、虎杖等制成的糊剂，亦有较好的治疗效果。

### 三、使用糊剂的注意事项

由于糊剂中的药粉含量较多，且黏着力强，故不适宜用在有毛发部位的皮损。使用糊剂后，在换药时，应先用液体油类，将原有的药膏清洗干净，再涂擦新药。需要注意的是，清洗糊剂，不能用水，只能用液体油类。

### 四、糊剂常用方剂（共计 4 方）

◎ 湿疹糊剂

组成：甘草 10g，煅石膏粉 10g，滑石粉 10g，樟丹 2.5g，黄蜡 4g，芝麻油 40g。

功能：收敛除湿，杀虫止痒。

主治：亚急性湿疹、皮炎等。

用法：外涂患处。

治法：将黄蜡加热熔化后，加入芝麻油，搅拌均匀，然后加入前几味药粉，边加边搅拌，搅匀即成。

来源：张作舟经验方。

◎ **止痒糊剂**

组成：煅石膏 30g，枯矾 30g，煅龙骨 30g，五倍子 60g，蛤粉 6g，冰片 6g。

功能：收敛，祛风，止痒。

主治：神经性皮炎、顽固性湿疹等。

用法：外涂患处。

治法：上药共研细末，用麻油按 30% 的浓度调成糊剂。

来源：张作舟经验方。

◎ **黑豆馏油糊剂**

组成：黑豆馏油 25～100g，冰片 30g，液体石蜡 30ml，氧化锌 125g，淀粉 125g，醋酸铝溶液 167ml，凡士林 430～500g。

功能：消炎，收敛止痒，使角质形成或角质剥脱。

主治：银屑病、神经性皮炎、角化型或慢性皮炎、湿疹等。

制法：将凡士林放入容器内，加热熔化至 70～80℃；另取醋酸铝溶液，加热至 70～80℃，再加入到油内，随加随搅拌，待温度降至 50～60℃时，加入氧化锌、淀粉，随加随搅拌；再取冰片放入乳钵内，加入少量液体石蜡，研成糊状后，兑入糊膏内，共同搅拌，待冷却成糊膏，即可。

来源：《皮肤科外用制剂手册》。

备注：临床可根据皮损表现之轻重，调整黑豆馏油的浓度。低浓度黑豆馏油，有角质形成的作用；高浓度黑豆馏油，则有角质剥脱之功效。亦可用糠馏油、松馏油、大豆馏油，替代黑豆馏油；还可加入抗生素、抗真菌药物，以及皮质类固醇激素等。

## ◎ 复方氧化锌糊剂

组成：氧化锌 30g，花生油 30ml，黄连素 10g，凡士林 39g。

功能：收敛消炎，收湿止痒。

主治：亚急性湿疹、皮炎、慢性湿疹。

制法：将凡士林、花生油置容器内，溶化，另取氧化锌、黄连素细粉混合，待油温降至 60℃时，缓缓加入药粉，随加随搅拌，至冷凝，即得。

来源：《皮肤科外用制剂手册》。

# 第八章

# 膏药

## 一、概说

膏药，是中医外用药的一种传统剂型。有关膏药的文献记载，最早见于《太平圣惠方》；宋代著名方书《圣济总录》，以及陈自明的《外科精要》等，都对膏药的配制方法，做了详尽的阐述；元明时期，对于膏药制法、用法的研究，更加深入，记述了大小膏药的不同用法；清代吴师机的《理瀹骈文》，是研究外治法的一部专著，详细论述了膏药的临床使用方法。

膏药，也称"硬膏剂"，是药物与固体或半固体的黏性基质混合，摊涂在裱褙材料上，供贴敷于皮肤上的外用药剂型。膏药以植物油为基质，其制作方法是：将植物油加温后，加入樟丹，或官粉（铅粉）等，熬炼成膏，再根据药物的药性，配制成具有不同功用的外用药剂型。膏药具有一定的可塑性和黏着性，可根据需要，制成不同大小的膏体，然后将膏药外贴于皮损上。膏药之大小，不是以面积的大小而论，而是依据薄厚而定，厚者称"大膏药"，薄者则称"小膏药"。著名中医皮外科泰斗赵炳南老先生，采用敷料外贴，以及热滴等方法，用于肥厚结节性皮损的治疗，取得了良好的治疗效果。小膏药，最早应用于疮疡疾患；大膏药则是在医疗实践中，根据所配药物之不同逐渐形成的，多用于外科、骨伤科疾病的治疗。

在熬炼膏药的过程中，常伴有大量浓烟的出现，会对环境造成一定的污染，因此为了保护环境，在城市，对于膏药的配制，早就严格加以限制，只有专业的制药厂，在得到许可后，才能进行小批量膏药的生产。目前，皮外科临床已经很少使用膏药了。但是，作为传统外用药，膏药对于外科、骨伤科一些难以治愈的疑难杂症，具有很好的治疗效果。考虑到传统外用药的配制方法，需要不断改进和创新，才能焕发出新的生机，造福更多患者，所以，本书还是将膏药列为一章。将膏药的制作方法如实记录下来，使这门珍贵的传统制药技艺不至失传，这是中医工作者的责任之所在，同时，也想为广大同道提供可资借鉴的制药方法和经验。

## 二、膏药的分类及其作用

### 1. 膏药的分类

（1）按照基质的构成分类：按照配制膏药的基质构成进行分类，可分为 3 类。

第一，以铅肥皂，主要是以高级脂肪酸铅盐为基质；第二，以橡胶混合物为基质，如橡胶硬膏，俗称"胶布"；第三，以树脂为基质，指的是，以树脂（如松香）或者树脂与植物油加热熔合，再掺入药料混合而成。

（2）按照膏药的作用性质分类：亦可分为 3 类。第一，表皮硬膏，指在表皮上起固定敷料、有保护创面作用的膏药，如橡皮膏；第二，皮内硬膏，指硬膏内所含药物作用于皮内，可以在局部产生止痛、收敛、镇静或刺激等作用的硬膏；第三，皮下硬膏，指硬膏中所含药物，能够透过表皮，在深部或全身发挥作用。

**2. 膏药的作用**　当硬膏剂贴敷于皮肤时，在膏药的作用下，角质层渐渐软化，皮脂溶解，药物透过皮层，被身体吸收。一些药物可以对神经末梢产生刺激，通过反射，血管扩张，进而促进局部血液循环，有利于炎症的消散。

临床应用膏药治病，必"随证加减"，依据辨证结果，在膏药中加入一些掺药，如肿疡初起时加些消散性药料，肿毒溃破之初掺以拔毒去腐生肌的药料；在硬膏中加入一些引药，如姜、葱、芥子等挥发、有刺激性的药料，可以促进药物的吸收。

硬膏剂贴敷于患处，通常经历的时间较长（大膏药一般 1 周 1

换），这样，膏药便能够为皮肤提供保护，阻断外界病理因素的恶性刺激，避免继发感染；亦能改善神经系统的调节功能，阻止疾病向深部蔓延，有助于组织的新生和创伤的愈合。

**3. 膏药的适应证** 膏药的应用范围：第一，慢性局限性、浸润肥厚性皮肤病，如神经性皮炎、慢性湿疹、皮肤淀粉样变性、扁平苔藓等；第二，局限角化性皮肤病，如胼胝、鸡眼等。

## 三、膏药的配制方法

### 1. 工具的准备

（1）双耳铁锅1个、小铁锅1个。

（2）木把铁勺1个。

（3）铁铲1个。

（4）20目筛子1个。

（5）垫在锅下的铁圈1个。

（6）漏勺。

### 2. 备料

（1）药油（香油或豆油）。

（2）樟丹（黄丹）。

500g油，备180g丹，需要随气候的变化进行调整。冬天气温低，应适当增加药油的用量；夏天气温高，药油量可适当减少。

（3）饮片：根据不同病情，选用不同药性的饮片。

（4）细料：所谓细料，就是具有挥发性的药物，如乳香、没药、血竭等。

### 3. 制作方法

（1）浸药：将饮片浸入药油内，不同的季节，气温不同，浸泡的天数各异。按照"春四夏三秋七冬十"之传统规定，春天，饮片需要在药油内浸泡4天；夏季为3天；秋天是7天；冬季为10天。

浸药之目的，为的是让药油充分渗到药料组织的内部，将有效成分浸泡出来。

药油一般选用麻油。经验告诉我们，麻油与其他植物油相比，质地纯，沸点低，熬炼时泡沫较少，制成品的外观光亮；且麻油药性清凉，辅之有消炎的作用。除了麻油之外，亦可采用棉籽油、豆油、菜籽油、花生油等，但是，由于这些油容易产生泡沫，所以，在炼油时，锅内应该保留较大空间，并适当控制升温的速度，以免药油溢出。

（2）炒丹：在熬炼膏药之前，需要先将樟丹放入小铁锅内，置于火上，用铁铲不断翻炒，炒至深红色为止，这个过程称"炒丹"。

（3）炼油：将浸泡好的饮片，连同药油，放在火上，炸至焦枯，用漏勺把炸焦的饮片捞出来，再用两层纱布，将药油过滤。重新置于火上，高温熬炼。药油至"滴水成珠"（药油放在凉水中，不扩散）为度，用20目的筛子，把樟丹徐徐筛入高温的药油内，此时会伴有黑色的浓烟和药沫出现。为防止药沫溢出，需视情况，随时将铁锅放置在铁圈上，降低温度，以保证安全。同时，用木把铁勺在锅底和锅的内侧，随时研磨樟丹的颗粒。这一步骤决定了膏药能否成型，是十分关键的一环。

当药油变为黑亮色的药物时，说明下丹成功。到50℃左右，呈半凝固状态的时候，将细料拌入药油内，待冷却后，逐渐成为沥青样固体膏药。

炼油为熬制膏药最为关键的一环。炼油实际上是使油在高温条件下，氧化、聚合、增稠，直至达到制膏要求的过程。如果药油过"老"，则药油变成脆性固体，所制成的膏药质硬，黏着力小，贴于皮肤上，容易脱落；如果药油过"嫩"，则膏药质软，贴于皮肤上容易移动，且黏着力过强，不易剥离。经验告诉我们，符合以下条件，说明炼油成功，即：膏药不"老"也不"嫩"。

第一，油烟。开始为青色（浅色），逐渐转黑，进而变为白色的浓烟，以看到白色的浓烟为准。

第二，油花。刚开始沸腾时，油花多在锅壁附近，以油花向中央集聚为准。

第三，滴水成珠。取少量油，滴于水中，待油滴散开后又集聚到一起为准。

（4）去火毒：下丹成膏后，需要用冷水喷洒于熬制膏药的锅内，此时会有黑烟冒出，然后操作者要将膏体拧成适当的小坨。小坨需要在冷水中浸泡 10 ~ 15 日，每日换水 1 ~ 2 次，以去"火毒"。如果将油丹化合制成的膏药直接涂抹在皮肤上，有可能会对局部皮肤产生刺激，轻者仅有红斑、瘙痒的症状，重者则出现发疱、溃疡，这种刺激称"火毒"。"火毒"到底为何物？至今亦没有确切的说法，有人将其解释为膏药在高温熬炼后的"燥性"。在水中浸泡，或者置于阴凉处，可将"火毒"去除。从膏药的制备过程来看，"火毒"的一部分很可能是油在高温时，氧化、分解所产生的刺激性低级分解产物，如酮、醛、低级脂肪酸等。其中的一部分能溶于水，化学稳定性较差，或者具有挥发性，用冷水浸泡，或长时间放置于阴凉处，可以将部分"火毒"去除。

**4. 熬制膏药的注意事项**　膏药，是在高温条件下，将樟丹（又名"黄丹"）加入油脂内配制而成。由于温度较高，若操作不当，极易发生火灾，所以，在熬制膏药的过程中，应该特别注意以下几点：

（1）在操作过程中，需要佩戴防护手套。

（2）药油不能高于铁锅的 3/5，以防溢出。

（3）炼油时，应用铁勺不断撩油，且撩油的速度要快。

（4）火不宜过猛，如锅内着火，要用铁锅盖迅速将火压灭。

## 四、膏药的使用方法

制好的膏药油，为类似沥青的黑色块状物，使用时，需采取适当的方法对膏体进行加温，才能摊成临床上所使用的膏药。这里介绍一个张作舟老先生在长期熬炼膏药过程中，总结出来的经验，那就是：在对膏体进行加温时，要把放置膏药的双耳铁锅的一侧置于火上，令铁锅内膏药的一部分融化，变成黏稠状的膏体，而不而将整个铁锅都放在火上。

临床上一般将膏药分为两种——大膏药、小膏药。

大膏药的做法：将膏药油用筷子蘸起，摊涂在专用的硬布上，硬布的大小可根据需要而定，大约 3 ~ 4cm 厚，上面再覆盖一层硬布，使用时，将上面的硬布揭开，把膏药直接贴敷于患处；或者，把上下两层硬布同时揭开，根据需要，用剪子将膏药剪成大小不等的膏药片，贴在患处，再用纱布、胶布固定。

小膏药的做法：将半融化的膏药用筷子摊在大小不等的高丽纸上，形成平滑、均匀的膏体，以不透光为度。

大膏药常用于肥厚浸润性皮炎、结节性痒疹、银屑病等皮损上；或者用于外科的阴证，如结核、瘰疬等；或用于骨科软组织损伤、无名肿痛等，能起到疏经活络之作用。大膏药一般 1 周 1 换。小膏药常用于疮疡、溃疡等，具有生肌、拔脓之疗效。小膏药一般 1 天 1 换。

在使用膏药换药时，应先用乙醇溶液，或者洗涤剂，清拭皮损，然后将膏药加温，贴敷于皮损处。

急性、亚急性炎症，以及糜烂渗出性皮肤病，禁用膏药。

## 五、膏药常用方剂（共计 5 方）

### ◎ 拔膏棍

由于膏药的摊制过程十分复杂而烦琐，早在 20 世纪 50 年代，著名中医皮外科泰斗赵炳南老先生，率先对传统膏药的制作工艺进行改良，把半融化的膏体，搓成小拇指粗、10cm 左右长的药棍，即"拔膏棍"，使用起来比较方便。

组成：（1）群药类：鲜羊蹄根梗叶（土大黄）、大枫子、百部、皂刺各60g，鲜凤仙花、羊踯躅花、透骨草、马钱子、苦杏仁、银杏、露蜂房、苦参子各30g，穿山甲（炒）、川乌、草乌、全蝎、斑蝥、金头蜈蚣各15g。

（2）药面类：白及面30g，藤黄面、轻粉各15g，卤砂面10g。

功能：杀虫，除湿，止痒、通经止痛，破瘀软坚。

主治：多发性毛囊炎、结节性痒疹、寻常疣、甲癣、瘢痕疙瘩、局限性神经性皮炎、睑黄疣、乳头状皮炎、带状疱疹后遗神经痛等。

用法：将制成的膏药棍加温，外加敷料，贴敷于患处；或采用热滴法，将加热的膏药油涂于患处。

制法：麻油4 000g，生桐油1 000g，倾入铁锅内，浸泡群药后，文火炸成黄色，离火后，过滤；再将药油置放在武火中熬炼成滴水成珠（温度为240℃左右），然后下丹。待冷却后，放入冷水中，用手将膏状药物搓成小指粗的药棍。药棍的粗细，以使用方便为宜。

拔膏棍的种类：

（1）黑色拔膏棍：每500g药油，加樟丹300g，药粉90g，松香60g。

（2）脱色拔膏棍：每500g药油，加官粉420g，樟丹60g，药粉60g，松香60g。

（3）稀释拔膏棍：每500g药油，加樟丹30g，官粉210g，药面30g，松香60g。烘热后，视损害大小贴敷，3～5日换药1次。

来源：《赵炳南临床经验集》。

## ◎ 独角莲硬膏

组成：（1）独角莲、白芷、皂角刺、防己、连翘、生穿山甲、金银花、当归、海桐皮、大麻仁、生南星、苏木、海带、刺猬皮、豨莶草各45g，干蟾3个。

（2）乳香（去油）、没药（去油）各35g，血余45g。

功能：提脓拔毒，消肿软坚。

主治：疖肿、毛囊炎（用小号膏药）、瘢痕疙瘩、神经性皮炎（用大号膏药）。

用法：用厚纸摊成大、中、小3种规格，厚薄不同的膏药，用时烘烊，贴于患处。

制法：用麻油6 000ml入大铁锅内，加入第（1）部分各药，熬枯去渣；再用强火，炼至滴水成珠，离火，投入樟丹（冬天约2 500g，夏天约3 000g），用铁棒急调，油渐变成黑色，最后，在冷凝时，加入第（2）部分药末，调和成膏。

来源：《朱仁康临床经验集》。

## ◎ 康肤硬膏

组成：大枫子、制马钱子、苦杏仁各30g，川乌、草乌、全蝎、斑蝥、蜈蚣、硇砂各15g，麻油750g。

功能：散风止痒，软坚散结。

主治：结节性痒疹、局限性慢性湿疹、局限性神经性皮炎。

用法：视损害大小，贴之，3～5天换1次。

制法：群药放入麻油中，炸枯，过滤去渣，再炼至滴水成珠，兑入樟丹适量，收膏，取出，浸入冷水中去火毒，同时摊在高丽纸上，备用。

来源：《中医皮肤科诊疗学》。

## ◎ 消化膏

组成：炮姜 30g，红花 24g，白芥子、南星各 18g，生半夏、麻黄、黑附子各 21g，肉桂 15g，红芽大戟 6g，红娘虫 2.4g，芝麻油 2 500g。

功能：回阳散寒，活血消肿。

主治：瘰疬（淋巴结结核未破者）、乳中结核、阴疽（寒性脓疡）

用法：将膏药熔化后，摊于布或高丽纸上，外贴。

制法：用芝麻油将群药炸枯，过滤，去渣。再用强火熬炼至滴水成珠。离火后，将油秤过，加入樟丹（每 500g 油，夏季兑丹 250g，冬季兑丹 230g），搅匀收膏，将膏药浸入冷水盆一昼夜，以去火毒。将凝之膏药，每 500g 药油，兑入麝香 4g、藤黄面 30g。

来源：经验方。

注意事项：痈疔毒疖，勿用。

## ◎ 阳和解凝膏

组成：鲜牛蒡全草 1 440g，川附片、当归、地龙肉、赤芍、白及、桂枝、官桂、生草乌、白芷、大黄、僵蚕、生川乌、白蔹各 60g，川乌、鲜白凤仙花梗各 120g，荆芥、香橼、续断、五灵脂、橘皮、防风、木香各 30g。

功能：回阳活血，消肿软坚。

主治：瘰疬、鼠疮（淋巴结结核）、阴疽（寒性脓疡）、附骨疽（骨结核）、瘿瘤、乳中结核。

用法：摊贴患处。

制法：群药碾碎，用芝麻油 7 200g 炸枯，过滤去渣，炼至滴水成珠。入黄丹 3 000g，搅匀成膏，取出浸入冷水中去毒后，另兑麝香 45g、乳香 450g、没药 900g、苏合油 22.5g。

来源：《外科全生集》。

# 第九章

# 丹剂

丹剂在我国流传久远，已有 2 000 多年的历史。它是经过烧炼、升华而制成的一种化学制剂。据考，《周礼》所说的"五毒攻之"，所用之药物，即与丹剂相似。晋代葛洪所著的《抱朴子》，就有关于炼丹的记载，并且在那个时候，丹剂已经用于临床。囿于历史条件，以及科学知识所限，古人对于炼丹所出现的神奇变化无法理解，有些人将丹剂视为长生不老的"灵丹妙药"，以至于后世把一些内服的丸、散等制剂，也命名为"丹剂"。因此，我们现在所说的丹剂，实际上可以分为两大类，一类是常用的本草所制成的散剂、丸剂等内服药物，如紫雪丹、枕中丹、女金丹等；另一类则是含有汞、砷、铅等矿物质，经过烧炼而成的化学制剂，如红升丹、白降丹、三仙丹等。

红升丹和白降丹，为疮疡外科的传统外用药。之所以叫"升丹"，就是因为在炼丹时，罐口朝上，谓之"升"；反之，罐口朝下，就是"降"，炼成的丹剂就叫作"降丹"。白降丹具有拔毒消肿、去腐杀虫之功效，多用于蜂窝织炎、慢性骨髓炎、全身各部的化脓性感染等疑难病症。

由于含有矿物质的丹剂，有一定的毒副作用，目前，临床上已很少使用。但是，这类药物在制备上有共同的烧炼特点，并且有一定的技术要求，本着继承和发扬传统医药文化之宗旨，我们在这里对炼丹术作一简单介绍。

## 一、丹剂的制作工具

铁锅、阳城罐（大海碗）、麻纸、黄土、食盐。

## 二、丹剂的制作方法

先将烧炼药物混合，研成细末，置于锅内，夯实，上覆阳城罐（大海碗），再用麻纸（韧性强的绵纸亦可）覆盖在海碗与铁锅的接触部位，在四边四隅，用稀糨糊封固，再用黄土泥压实、封闭，最上面用盐泥密闭，以防烧炼时，药气跑出来。碗足部用铁支架，上盖青砖压实，再将铁锅置于火上；碗足内放少许小米。烧炼时，先用文火，再用中火，然后用大火，最上层的盐泥巴先变成白色，人们称其为"白衣"；白衣会随着温度的升高呈黄色，然后又变成焦黄，待火熄灭后，自然冷却，不可振动。次日，再将封闭的黄泥和麻纸取下，刷干净黄土，再将大海碗打开，此时药物已经升华、凝结在碗内，这就是人们所说的"升丹"；残留在锅底的，为"丹渣"。白降丹的丹底残渣，又称"利马锥"。

## 三、丹剂常用方剂（共计4方）

### ◎ 京红粉（红升丹）

组成：朱砂15g，雄黄15g，水银30g，火硝120g，白矾30g，
　　　皂矾18g。

功能：杀虫止痒，软坚脱皮，化腐提毒，去瘀生肌。

主治：银屑病静止期、神经性皮炎、扁平疣、痈症溃后腐肉未
　　　净者、胼胝。

用法：外撒；或捻成药捻；或配成软膏涂在患处。

制法：先将二矾研碎，炖化研面，加入水银、朱砂、雄黄研
　　　细，再入火硝，置阳城罐内，泥纸固封，炭火烧炼成
　　　丹，研细。

来源：《医宗金鉴·外科心法要诀》。

备注：对汞过敏者，禁用。

## ◎ 白降丹

组成：朱砂 6g，雄黄 6g，水银 30g，硼砂 15g，火硝 45g，食盐 45g，白矾 45g，皂矾 45g。

功能：腐蚀坚皮，化腐提毒，提拔瘘管。

主治：鸡眼、黑痣、寻常疣、疖痈成脓未破、陈旧性皮肤窦道。

用法：水调少许，涂点脓头，致破溃引流；或单独研细，制成药线外用。

制法：先将朱砂、硼砂、雄黄研细，入食盐、白矾、火硝、皂矾、水银，研匀。用阳城罐 1 个，置炭火中，徐徐将药粉入罐，化尽，用微火焙干。再用 1 个阳城罐合上，外加盐泥纸，封固，炭火烧炼，刮下，研细。

来源：《医宗金鉴·外科心法要诀》。

备注：外用时疼痛较重，故应少用薄涂。汞过敏者，禁用。

## ◎ 三仙丹

组成：水银 30g，火硝 36g，白矾 36g。

功能：拔毒提脓，去腐生肌，杀虫止痒。

主治：疔疮、疖肿。

用法：疥癣顽固浸润肥厚皮炎、痒疹等，可用三仙丹 0.6g、蛇床子 10g、白芷 6g、樟脑 0.5g，共研细末，外擦患处；或用油调。梅毒下疳，用三仙丹 1.5g、炉甘石 15g、黄丹 3g、石膏 10g、冰片 1g，共研细末，外撒患处；亦可配成软膏，贴敷患处。疮口大者，可将三仙丹撒于疮口上；疮口小者，可黏附于药线上，插疮内；亦可制成撒布剂、油剂、软膏剂盖贴。因本药药性太猛，应用时，需多加赋形剂使用，阳证一般用 10%～20%、阴证一般用 30%～50% 的升丹含量。

制法：（1）古代制法：将以上 3 味药，共研细末，入锅内，用平口碗 1 个（先用生姜片擦碗内外）盖定，碗口以潮皮纸捻挤定，盐泥封口，碗底用泥固之。用炭 1.5kg，炉内周围砌紧，勿使火气出，如碗上泥有裂缝，以盐泥补之，生三炷香为度。冷定，揭开，将碗内药刮下，研细，瓷瓶收贮。

（2）近代制法：将火硝、白矾置于乳钵内研细，合水银，研至不见银星为止，倾入铁锅中，上面覆盖瓷碗，缝隙用纸封固，外面再用盐水合黄土调成糊状，密涂，以防泄气，碗上放棉花一团，以测火候，然后用硬木炭火烧锅，开始用慢火，待涂缝的黄土干燥后，再煽旺火力，烧 1~2 小时，当碗底棉花球变成黄褐色时，即炼成。将锅移出候冷，除去锅旁黄土，揭开碗，附在碗内的一层橙黄色结块，即为三仙丹。三仙丹质重、无臭、无味，不溶于水和酒精，能溶于稀酸中而成为无色溶液（暴露在空气中不变质，但在日光下，其颜色逐渐变深，如将其加热到 200℃ 以上，就逐渐变为红色；加热到 600℃，则被分解为汞和氧），瓶装储存，防止受潮和日光照射。

来源：《中医外用方选粹》。

◎ **黑降丹**

组成：鸡蛋黄 100g，头发 15g。

功能：清热解毒，凉血止血，生皮长肉。

主治：烧烫伤、顽固性溃疡、放射性溃疡，或疮疡溃后久不收敛者。

用法：直接涂布。

制法：先以武火炸鸡蛋黄至油出，改以文火，炸至油出尽，去渣，以鸡蛋黄油加入头发，熬炼而成。

来源：《简明中医皮肤病学》。

# 第十章

# 熏药

## 一、概说

　　熏药疗法，是在灸疗的基础上发展而成的一种外用治疗方法。《黄帝内经》中即有关于熏药疗法的记载。《素问·异法方宜论》称："脏寒生满病，其法宜灸焫。"明代陈实功有"神灯照法"之说，就是熏药疗法的一种。陈实功介绍了绵纸裹药麻油润透灼火的方法，并创立了桑木灸法。之后，《医宗金鉴》又将这种疗法发展为桑柴火烘法，取其温通经脉、调和气血之功效。在民间，亦流传有用桑枝、谷糠，以及将各种中药燃熏，用以治疗皮肤病的做法。20世纪50年代，皮外科泰斗赵炳南老先生，对历代熏药疗法加以改进，发明了用熏药卷治疗外科疾病的方法。北京中医医院与中国医学科学院皮肤病研究所通力合作，研制成熏药炉和熏药椅等医疗器械，并将其应用于临床。那时，在赵炳南老先生的率领下，北京中医医院皮外科，采用熏药疗法，对几种常见的皮肤病进行了临床研究，取得了满意的疗效；对60例神经性皮炎的临床观察表明，治愈率达81.7%。此后，在全国，亦有多例采用熏法治疗皮肤病的报道。

　　熏药疗法尽管疗效显著，但是，由于制备熏药的设备不易普及，并且将熏药点燃后，燃烟较重，不利于环境保护，近年来，传统的熏药，多被熏药卷取代。

## 二、熏药常用方剂（共计3方）

### ◎ 癣症熏药卷

　　组成：苍术、黄柏、苦参、防风各10g，大枫子、白鲜皮各

30g，松香、鹤虱草、五倍子各15g。

功能：除湿散风，杀虫止痒。

主治：局限性神经性皮炎、慢性湿疹、皮肤淀粉样变性等。

用法：点燃，用烟熏患处，熏后皮肤上附有一层黄色的烟油，勿拭净。1天2～3次，每次15～30分钟。也可以将处方上的诸药，放置在一个密封的干馏器中，加热干馏成油。每次用熏油涂擦损害区，外盖胶布，3～5天一换，效果甚好，并有节省时间、方便使用的优越性。

制法：将上药共研粗末，与等量的艾绒混合，用草纸卷成艾条，备用。

来源：《赵炳南临床经验集》。

◎ **回阳熏药卷**

组成：肉桂、炮姜、人参芦、川芎、当归各10g，白芥子、祁艾各30g，白蔹、黄芪各15g。

功能：助气养血，回阳生肌。

主治：慢性瘘管、顽固性溃疡、慢性汗腺炎所致瘘管等。

用法：点燃，直接熏损害区，1天2～3次，每次15～30分钟。

制法：将上药共研粗末，用草纸，或者皮纸，卷成条，备用。

来源：《赵炳南临床经验集》。

◎ **子油熏药**

组成：大枫子、地肤子、蓖麻子、蛇床子、祁艾各30g，苏子、苦杏仁各15g，银杏、苦参子各12g。

功能：软坚润肤，杀虫止痒。

主治：银屑病、鱼鳞病、皮肤淀粉样变性。

用法：点燃发烟，对准患处熏用，距离适当，温度以患者可以耐受为宜。每日 1 ~ 2 次，每次 15 ~ 30 分钟。

制法：共碾粗末，厚草纸卷成卷，或碾成细面，做成药香。

来源：《张志礼皮肤病临床经验辑要》。

# 方剂索引